极简经络按摩法

向止痛药说不

曹立群／著

U0311966

青岛出版社
QINGDAO PUBLISHING HOUSE

推荐序

　　清代名医叶天士曾言:"医不知络脉治法,愈治愈穷矣!"其"久病入络,久痛入络"之千古名言,即络病治法、用药的基础和临床思考的指标。

　　奠定中医学理论的《黄帝内经》提出"经络"概念,如《灵枢·经脉》云:"经脉者,所以能决死生,处百病,调虚实,不可不通。"《灵枢·本藏》曰:"经脉者,所以行血气而营阴阳,濡筋骨,利关节者也。"这是对经脉(络)生理功能的经典概括。"行血气"是经脉(络)最主要的生理功能,正因为人体内存在着经脉(络),所以人体生理功能得以正常发挥,脏腑得以荣养,筋骨得以濡润,关节得以通利。《灵枢·海论》曰:"夫十二经脉者,内属于腑脏,外络于肢节。"经络系统将人体五脏六腑、四肢百骸、五官九窍、皮肉筋骨等连成一个完整的机体,发挥协调作用,亦即"络属脏腑肢节"的理论。既谈经脉就不能不谈"气之运行"。《素问·离合真邪论》曰:"真气者,经气也。"经气作为人体正气的一部分,具有抗御外邪入侵,防止病变发生之作用。

　　综上所述,"络病学说"是指广义的"络脉",包括从"经脉"别出、运行气血的所有络脉。而狭义的"络脉"分为经络之络和脉络之络;经络之络运行经气,而脉络之络则运行血液。远络医学之概念奠基于《黄帝内经》,目前广泛应用于疼痛之治疗,成效卓著。曹老师将其心得与成果分享出来,祈能造福大众,本人乐之为序。

林志商 医学博士

南京中医药大学第二附属中医院主任医师

自　序

　　相信人人都有落枕的体验，疼痛难耐，其处理方式不外是看中医、推拿或单纯休息。如看中医，中医师或许会针灸，进行冷敷或热敷，再进行推拿、敷药。市面上亦有琳琅满目的经穴按摩或推拿的书籍，按照书上的说明或图示指压穴位或推拿，非常容易，读者可以亲自尝试看看，答案马上就可以揭晓，没有什么好争辩的。如果要短时间立即消痛，当然需要安全、有效、能快速缓解疼痛的方法。本书要介绍的就是这样的技术——极简经络按摩法。

　　身体的问题，无论是痛证还是外科病、内科病，其发生必定有原因，以肥胖为例，如果只依赖号称可以减重的产品、药物，而饮食作息不调整，水分代谢没有改善，消化功能没有增进，无论用什么方式减重，恐怕都很难达到效果。以五十肩为例，如果不当的姿势、不良的习惯没有避免，肩关节积液的问题没有改善，以后反复发病的情形是可以预见的。

　　因此，我认为根治的方法，应是找出疼痛或症状的原因，并去除这些原因，而不是探求新奇的手法。

　　临床上，常见的问题如睡眠品质不良、肠胃不适、胸闷、水肿等，如果是骨架或脊椎不正所引起，我会建议先从骨架或脊椎着手，找专业的整脊师矫正。

　　内科的问题，我会建议寻求有实力的中医师诊断，如果没有组织坏死或病变的情形，其实不难处理，当然要一并找出致病的不良生活习惯，可能是饮食不合理、熬夜，甚至是情绪等原因。

　　推广本书的技术，其出发点在于提供一种安全、无侵入性、方便的消痛方式，改善身体局部经络状态，降低身体循环阻力，尽快减轻身体的不适。虽然通过经络诊断可以发现某些健康问题，但必须承认，不少内科的问题很难仅仅通过经络按摩有效处理。

因此我认为本书介绍的方法可作为现行医疗的辅助，第一时间减轻疼痛，并及早发现可能存在的健康问题，而非取代医疗。如果读者有看遍中西医而无法完全解决的问题，建议不妨尝试本书介绍的方法，或许会有意外的收获。

为了有助于一般读者了解，书中如使用专有名词，会事先解释清楚，并省略了很多与操作无关的学理论述，有别于一般医学文献，本书内容中关于生理学的部分，主要参考了《医方集解》《医宗金鉴》等中医古籍。

本书针对经常困扰现代人的文明病，包括胃痛、胃胀、五十肩、生理痛、感冒等，尝试以经络按摩的方法进行调理。期许在未来的某一天，国人得以大幅减少止痛药的使用，医疗资源得以更有效地节约。

曹立群

Chapter / 1

启动你的"消痛力"　008

Chapter / 2

日常症状的极简经络按摩　029

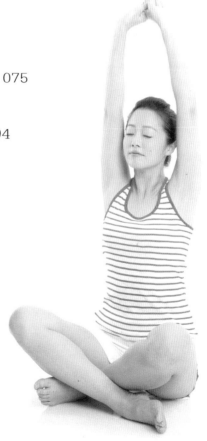

Chapter / 1
启动你的"消痛力"

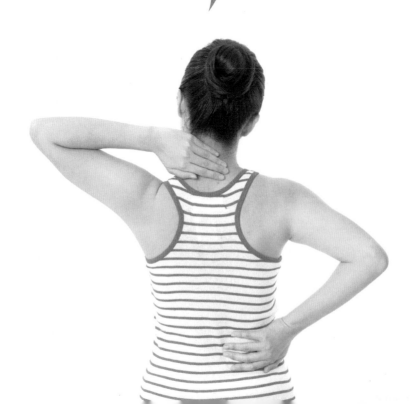

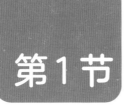

第1节

动动手指来按摩，
消除病痛靠自己

　　身体长期的疼痛与病痛，并非一定要通过打针吃药才能解决，本书将提供读者缓解与解除疼痛的极简经络按摩方法。

　　简单地说，想象经络是身体中输送养分、能量的通道，或者是身体气血循环的管道。这管道如果畅通无阻，人自然身强体健；如果阻塞了，养分送不到，废物也无法排出，人当然会生病，正所谓"痛则不通，通则不痛"。

Q1. "经络疗法"一般人也可以自己做吗？

　　一听到"经络疗法"，就让人联想到中医师、推拿师，难道这么专业的中医理论我们也能学得来吗？推拿、针灸、体内平衡理论、远络医学，听起来和按摩差别很大，对一般人来说，不会太专业吗？

　　本书要谈的按摩的方法，虽然以经络为主，但不拘泥于穴位，称为"极简经络按摩"。所谓极简经络按摩就是通过按摩患部对应经络上之压痛点（按摩部位）及络穴，改善局部经络的循环状态，是缓解疼痛症状的方法。

Q 2. 不只缓解疼痛，也能消除疼痛？

在不接触痛点的前提下要处理疼痛或不适，必须找出最佳的经络调整位置——压痛点（按摩部位）。中医认为当内脏生病时，通过与内脏相应的表面皮肤，就能找到罹病的压痛点，所以压痛点与患部必有经络连系。极简经络按摩的主要按摩位置就是压痛点，对压痛点施以按摩后，疼痛或不适症状会明显缓解，甚至解除。

知识小链接

"痛点"就是其他中医书籍所谓的"天应穴"或"阿是穴"。

Q 3. 除了拉伤、扭伤之外，内科问题也可以解决吗？

凡因经络功能失调所导致的疼痛与不适，如肩颈僵硬、拉伤、扭伤、五十肩，或是胃痛、头痛、生理痛，只要明确病症所在经络位置，极简经络按摩都能适度缓解疼痛。

经络就像身体健康的警示灯，读者可以定期自我体检，不需要验尿、抽血、照 X 光等烦琐流程，也不需要请假或支出费用，方便、确实、快速，而且简单易学。极简经络按摩是现代人日常保健的良方。

Q 4. 如何保持全身经络畅通呢？该常常做全身按摩吗？

其实借着平时的工作和生活习惯，就可以有效预防经络阻塞，例如：

（1）注意保暖：天冷时常备帽子、手套，勿穿凉鞋，经络末梢是最容易受寒的；夏天在空调房内随时准备一件外套，不吃冰品，不喝冰饮。

（2）运动：活络气血对于促进经络循环有极大的帮助，成年人推荐散步、快走、打太极拳等运动。

（3）自我检查，利用零碎时间捏捏手指，按按经络，一旦发现不寻常的刺痛，就能及时预防小病变大病。

摩法秘籍

　　以下列举的四个案例，可分别检测睡眠品质和腰颈肩部疼痛以及消化系统、心肺系统常见病症。你是否也有这些问题，按按就知道。

症状 **睡眠品质差**

按摩示范

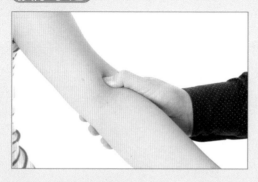

补充

　　此处如有明显疼痛感，表示背部经脉阻塞，导致睡眠品质差、肩颈僵硬等症状。

症状 **肩颈酸痛**

按摩示范

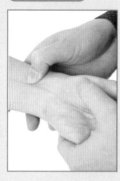 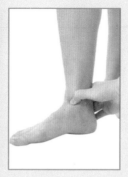

补充

　　此处如有明显疼痛感，表示颈部僵硬，容易出现头昏脑涨的症状。

摩法秘籍

| 症状 | 消化功能差 |

| 按摩示范 |　| 补充 |

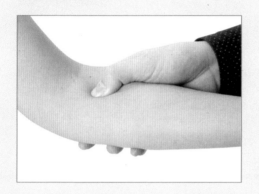

此处如有明显疼痛感，或皮下有明显颗粒状物，表示肠胃消化功能不佳，胃部常感到不适。

| 症状 | 心肺功能弱 |

| 按摩示范 |　| 补充 |

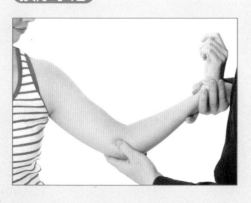

此处如有明显疼痛感，常出现胸闷或心悸的症状。

第2节 发挥作用的辅助工具

所谓"工欲善其事，必先利其器"，按摩消痛之前先准备好相关的辅助工具，才能有效消痛，迅速恢复。

1. 经络图

一般读者不易了解全身经络的位置及名称，特别像头部、肩部等经络分部复杂的区域。读者若有需要，可参考标准经络穴位图。

2. 各式按摩刮痧用具

市面上的按摩用具类型很多，木质、牛角、金属等材质者都可作为按摩工具。如果是大面积疏通经络，无痕刮痧板或牛角梳比较合适。不过还是以按摩部位和个人喜好为主进行选择。

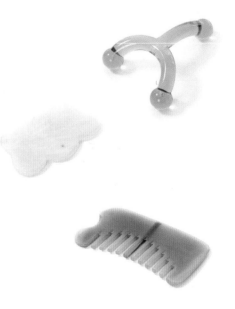

3. 乳液与润滑油

按摩时摩擦肌肤难免有不适感，这时使用乳液或油类就能减轻按摩处的不适，还能保护皮肤，增进按摩效果。要是有香茅活络膏、紫云膏之类具润滑效果与通经活络效果的推拿油，效果更佳。

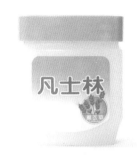

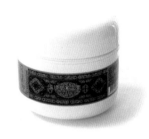

实用摩法小叮咛

一般人总觉得按摩要用力才有效果，但按摩的目的其实是消除压痛点上的气结，力度大小其实不是重点，只要能顺利消除气结即可。按压气结时会感到不同程度的疼痛，按压时必须根据个人耐程度来调整力度。

老人、小孩与身体虚弱者不宜重压。

第3节　极简经络按摩 3 步骤

　　人体的经络循行位置都可能是压痛点（按摩部位），以"经络位置标记"及实际按压即可找出"压痛点"，该位置不一定是穴位，所以不需要强记穴位名称及位置。

　　消痛三步骤：

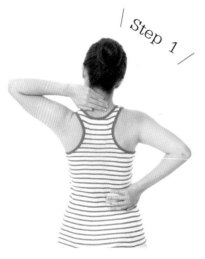

Step 1

确认疼痛点及所在经络位置

　　首先，确认不适或疼痛点的位置，就是感到不舒服的地方。

注 人体的十四条主要经络，主要是以循行位置及其联系的脏腑来命名，名称只是一个特定的代号。例如，膀胱经不仅与泌尿系统有关；又如，同样是头痛，但疼痛位置不同，原因就不同，经络调整的方式当然也不同。

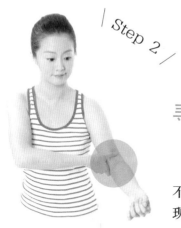

Step 2

寻找相对应的经络与压痛点 （不舒服的位置）

从本书第 2 章的日常症状中查找，从不舒服的位置找到按摩部位，按压时会出现不寻常的痛感，就是病灶。

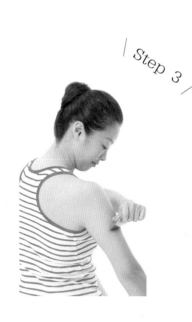

Step 3

实施经络按摩

按摩该部位，以清除阻塞，改善局部经络循环，缓解疼痛。

总之，极简经络按摩是不可或缺的日常保健法，快速方便又助人助己。

第4节 对症下手必学手法

|. 按摩的"补泄二法"

中医讲究脏腑间的中庸调和，过与不及都不是健康状态。要是脏腑机能过于衰弱，气血运作一失衡，身体就会产生病痛。所以"补法"是补充身体不足的能量，"泻法"则是释放对身体有害的过多能量。

到底，经络按摩中的补泄二法该怎么实行?

◆ 轻轻按压为补法，重力按压为泻法。

◆ 顺经络循行方向按压为补法，反经络循行方向的按压则为泻法。

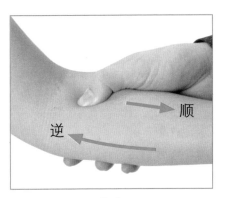

泄法

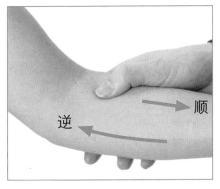

补法

经络按摩的位置多在循环不良、产生气结的经脉上，实际操作时不必太拘泥补法、泻法，遇到郁结之处，一般先以泻法处理，再以补法加强即可。

2. 压痛点周围的痛感与硬物感

◆ 气结

经络是气血运行的通道，经络循行受到阻碍时，气血运行会变慢，血液中细胞代谢的废物逐渐沉淀，最后阻塞经络，产生气血停滞的现象。这样原本畅通的经络通道窄化，局部细胞代谢机能也出现障碍，严重时会引起各种病变。按压气结时可感觉皮肤上有软性凸起物，按下有不寻常的痛感。

长期睡眠品质不佳的人，在手太阴肺经2-2点位置（第27页）附近常有整片气结。通过经络按摩让压痛点（按摩部位）上的气结松散、消失，可大幅度改善局部经络的循环状态。

◆ 筋结

可视为气结的累积。筋结通常出现在筋肉与骨骼的相交处，按压时较气结硬，甚至相连成片，会被误认为肌肉组织。按下时有明显的疼痛感。"冰冻三尺，非一日之寒"，筋结是身体的不适长期累积而成的，无法立刻推散。需要分次处理，或考虑从次一压痛点处理，避免过度疼痛。

气结的特性：

★ 多产生在阴脉位置

气结多产生在阴脉，最常见的是手太阴肺经、手少阴心经、足太阴脾经、足厥阴肝经等经络位置。

★ 所在位置不重点按压不会感到疼痛

身体感到疼痛的位置，通常是经络气血循环过于旺盛处，或是寒凝瘀阻之处，是局部细胞无法得到正常的养分所致。气结所在位置却不会感到疼痛，患者本人常不自觉，要按压后才有不寻常的痛感。

★ 不会单独出现

以左后腰痛为例，按脏腑通治原则取右手太阴肺经 2-1 点位置会发现气结；再以右手太阴肺经 2-1 点位置为基础，按接经原则取左足厥阴肝经 2-1 点位置，也能找到气结。可见气结不会单独发生，各对应点间相互影响，环环相扣。

★ 疼痛部位，按摩远端经络比本经效果更好

临床上发现有长期疼痛症状的患者虽试过许多推拿治疗，仍无法根治。建议按摩对应经络位置，效果会比按摩本经好。

★ 会流动转移至他处

局部经络按摩后，隔日常发现他处会出现不明原因的肿胀，这是正常的经络行气现象。因为身体其他部位还有没处理的气结，原推散的气结就往往转移到他处。

◆ 脂肪瘤

脂肪瘤是常见的皮下软组织良性肿瘤，其内容物为脂肪，中医称之为"痰气"。通常它的外围有一层相当薄的纤维层，和周围正常组织相隔。但有时没有这层纤维层，因而不易和附近正常的脂肪组织区分清楚。外观上可见皮肤隆起，发生的部位遍及全身，最常见的位置是手臂、肩膀、前胸等部位。

脂肪瘤不是经络按摩该处理的对象，通常按压时无疼痛感。按摩脂肪瘤并无益处，应避免接触该处，或从次级压痛点（第104页）处理。

◆ 血管瘤

血管瘤在全身任何地方都可能发生，甚至是内脏，常被认为是血管、淋巴管管壁，或其周围组织的细胞增生所形成。外观呈暗红色，表面呈皱褶状，很像草莓，因此称为"草莓记"。

血管瘤与脂肪瘤相同，并非经络按摩该处理的对象，应避免接触该处，或从次级压痛点（第104页）处理。

实用摩法小叮咛

本书涉及的经络按摩位置仅限于四肢，基本上安全无虞，不过必须注意以下几点：

（1）避免按摩四肢上的不明肿块。

（2）按摩手三阴时，手心要向上。

（3）按摩手厥阴心包经时，上臂用手向上拉捏肌肉，前臂则以手指垂直下压。

（4）按摩手三阳时，手要弯曲平放。

（5）足部三条阴经交会处为三阴交穴，孕妇避免按摩此处。

第5节 经络按摩没那么难
——简易标记法

运用极简经络按摩法，不需要记忆复杂的穴位名称及其位置，以下告诉大家如何在疼痛、不适的位置定一个坐标，这称为经络位置标记。若读者有兴趣了解经络与身体各种症状的对应关系，也可以从进阶篇"认识身体经络与对应症状"（参见第75页）深入学习。

本书将每条经络标上几个重要的基准点，分别是末梢关节、第一关节、第二关节、第三关节，这些人体重要的关节部位就是经络位置标记的基准点。

读者可以在疼痛不适时，通过各个对应点进行快速消痛按摩。

▌经络位置标记

其分布规则大致上是以几个关节为基准，规则如下：

★ 0–1 点位于最末梢的关节处。

★ 0–2 点位于第一关节（手腕、脚踝、颈部）前，如手腕上缘。

★ 1–1 点位于第一关节（手腕、脚踝、颈部）后，如手腕下缘。

★ 1–2 点位于第一关节与第二关节间。

★ 2–1 点、2–2 点位于第二关节上下。

★ 3–1 点位于第二关节与第三关节中间。

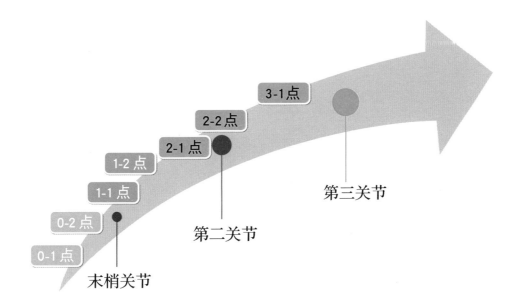

0-1点
0-2点
1-1点
1-2点
2-1点
2-2点
3-1点

末梢关节

第二关节

第三关节

经络位置标记分布规则

2. 经络基准点与身体部位对应表

经络位置标记 手部经络

末梢关节	第一关节	第二关节	第三关节
（代号0）0–1，0–2	（代号1）1–1，1–2	（代号2）2–1，2–2	（代号3）3–1，3–2

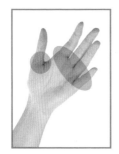 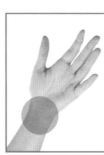 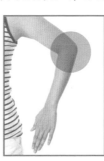 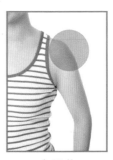

手掌	手腕	肘关节	肩关节

经络位置标记 足部经络

末梢关节	第一关节	第二关节	第三关节
（代号0）0–1，0–2	（代号1）1–1，1–2	（代号2）2–1，2–2	（代号3）3–1，3–2

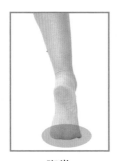 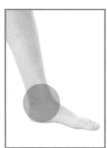 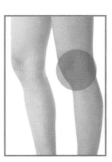 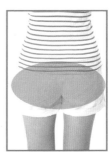

脚掌	脚踝	膝关节	髋关节

经络位置标记　　头部及身体躯干部位经络

末梢关节　　　　第一关节　　　　第二关节　　　　第三关节

（代号 0）0-1，0-2　（代号 1）1-1，1-2　（代号 2）2-1，2-2　（代号 3）3-1，3-2

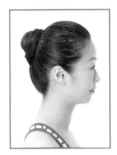 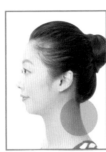 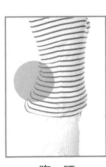 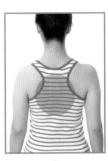

头　　　　　　　颈　　　　　　腹、腰　　　　　　背

实用摩法小叮咛

　　（1）当颈部不适时，按照相同代号的经络位置标记取穴，按摩重点很可能在手腕附近或是脚踝位置。

　　（2）若背部不适，其对应位置可能在肩关节或髋关节附近。

　　具体对应经络的择定，可参考进阶篇"头痛不医头，脚痛不医脚——经络择定大原则"（第 94 页）。

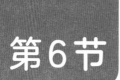

第6节 人体经络表

运用远络按摩，只需了解经络位置，不用熟记人体穴位。以下标示的人体手部与足部的 12 条经络位置，将是第 2 章实际施行按摩时需要用到的重要经络。这 12 条经络，每条经络都是左右对称的，读者可按照各种症状的图示，按摩左侧或右侧的经络。

Ⅰ. 手三阳

◆ 手阳明大肠经

◆ 手少阳三焦经

◆ 手太阳小肠经

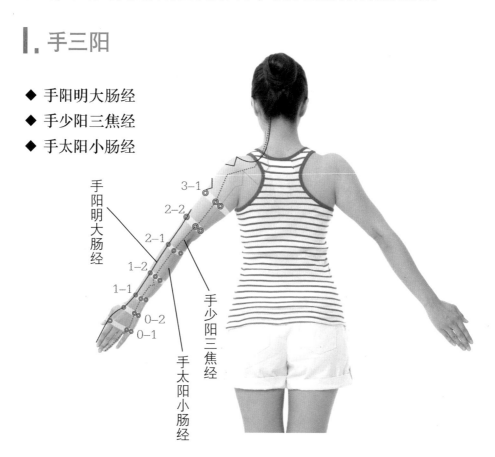

2. 手三阴

◆ 手太阴肺经
◆ 手厥阴心包经
◆ 手少阴心经

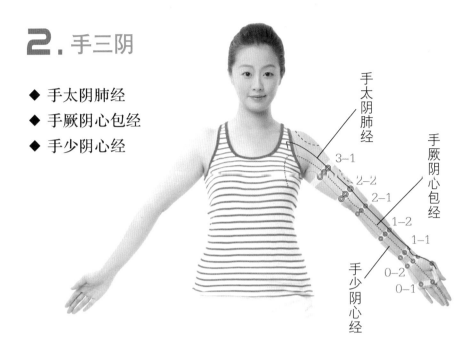

3. 足三阳

◆ 足阳明胃经
◆ 足少阳胆经
◆ 足太阳膀胱经

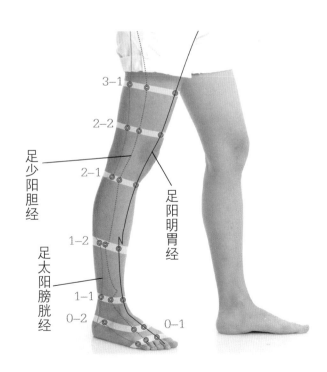

4. 足三阴

◆ 足太阴脾经
◆ 足厥阴肝经
◆ 足少阴肾经

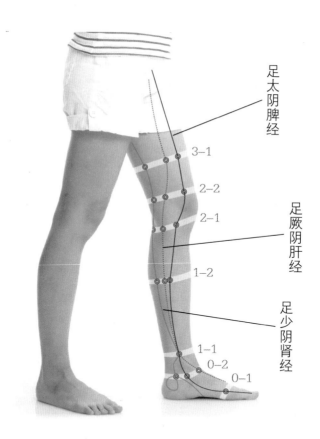

足太阴脾经

3–1

2–2

2–1

足厥阴肝经

1–2

足少阴肾经

1–1
0–2
0–1

Chapter / 2
日常症状的极简经络按摩

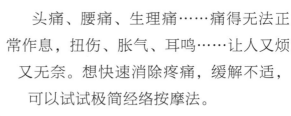

　　头痛、腰痛、生理痛……痛得无法正常作息，扭伤、胀气、耳鸣……让人又烦又无奈。想快速消除疼痛，缓解不适，可以试试极简经络按摩法。

　　本书的案例是许多临床经验的成果梳理。请读者依据自己的症状，对应"需调整经络"与"按摩部位"施行按摩，减缓不适。

1 ｜落枕

西医称落枕为"急性颈痛"，大多数患者是由于睡眠姿势不佳，才会引发颈部扭挫伤。有时如变形性颈椎病、颈椎间盘突出症等也会出现类似落枕的症状，千万不可轻视。

无论颈部何处不舒服，依照以下 4 个按摩部位按摩就能缓解不适。（一般而言，不舒服处在身体左侧，按摩位置就在右侧，这是"对侧"；特别标示"同侧"则表示不舒服处在身体左侧，按摩位置就在左侧。）

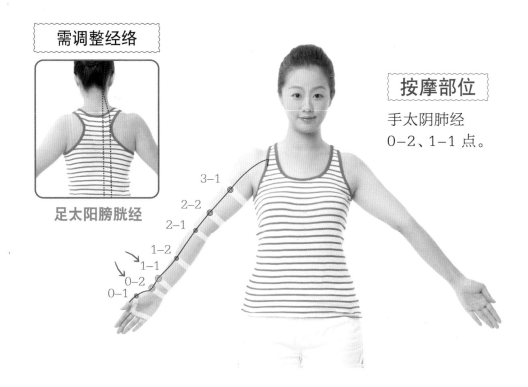

需调整经络

足太阳膀胱经

按摩部位

手太阴肺经
0-2、1-1 点。

3-1
2-2
2-1
1-2
1-1
0-2
0-1

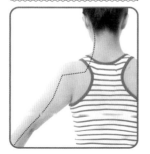

需调整经络

手少阳三焦经

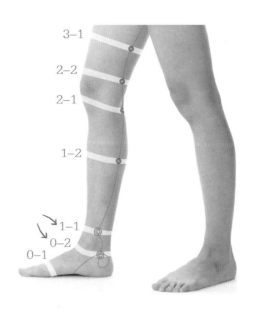

按摩部位

足少阴肾经
0-2、1-1 点。

按摩部位

左手少阴心经0-2、
1-1 点。（同侧）

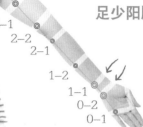

需调整经络

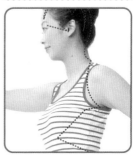

足少阳胆经

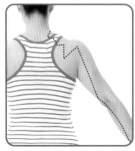

手太阳小肠经

按摩部位

右足太阴脾经
0–2、1–1点。

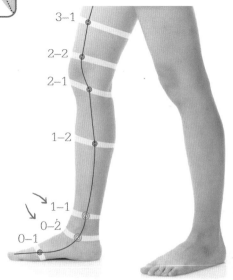

典型案例

　　中年女性因落枕实施经络按摩，因痛点（需调整经络）所在经络为左足太阳膀胱经、左手少阳三焦经与左足少阳胆经，故依脏腑通治原则按摩右手太阴肺经、右足少阴肾经、左手少阴心经（同侧）0–2点与1–1点，按摩之后疼痛明显缓解。

2 | 五十肩

　　五十肩常被认为是人体老化的现象，是一种肩关节僵硬疼痛的病症。肩关节的关节囊、肌腱、韧带、肌肉都可能发炎，使关节活动受限。中医认为五十肩好发于寒湿体质或燥热体质者，由于痰气阻滞于肩关节而形成，因此五十肩的名称并非与年龄直接相关。通过经络按摩可有效缓解疼痛。

　　无论肩膀何处不舒服，依照以下 5 个按摩部位按摩就能舒缓不适。（一般而言，不舒服处在身体左侧，按摩位置就在右侧，这是"对侧"；特别标示"同侧"则表示不舒服处在身体左侧，按摩位置就在左侧。）

　　手臂痛点分成前后两种，经络按摩也有所不同。

手臂向后摆时有明显拉扯感

表示需调整经络以手阳明大肠经、手太阴肺经、手厥阴心包经为主。

需调整经络

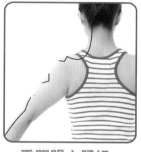
手阳明大肠经

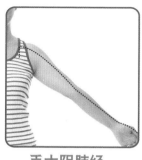
手太阴肺经

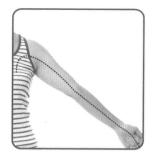
手厥阴心包经

足厥阴肝经、足少阴
肾经 0-2、1-1 点。

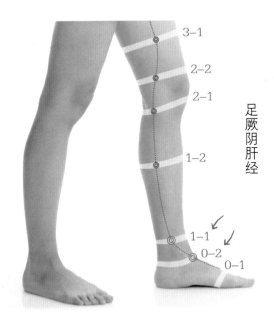

足厥阴肝经

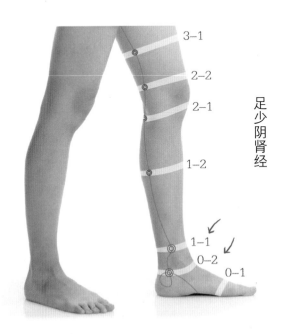

足少阴肾经

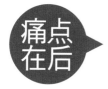

痛点在后 **手臂向前摆时有明显拉扯感**

表示需调整经络以手少阳三焦经、
手太阳小肠经、足少阳胆经为主。

需调整经络

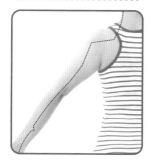

手少阳三焦经

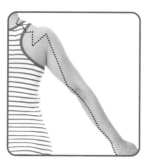

手太阳小肠经

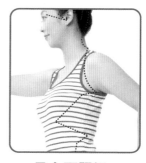

足少阳胆经

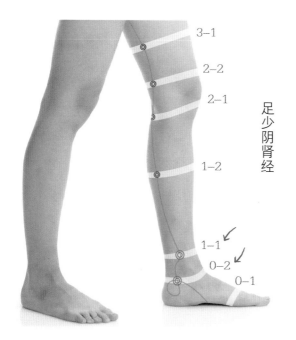

足少阴肾经

按摩部位

足少阴肾经、足太阴
脾经、手少阴心经
0-2、1-1 点。

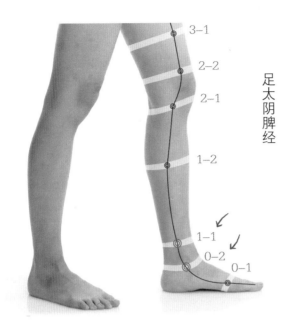

足太阴脾经

3–1
2–2
2–1
1–2
1–1
0–2
0–1

按摩部位

足太阴脾经、手少阴
心经 0–2、1–1 点。

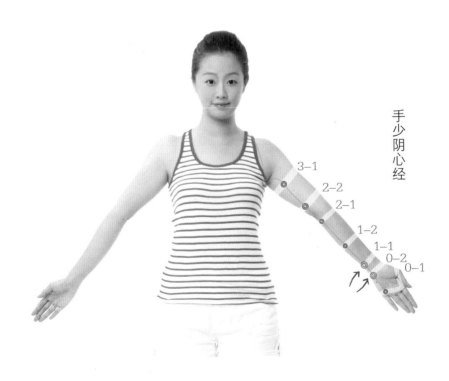

手少阴心经

3–1
2–2
2–1
1–2
1–1
0–2
0–1

典型案例

54岁男性，有严重的五十肩症状，研判其痛点（需调整经络）所在经络为手太阳小肠经、手少阳三焦经、足太阳膀胱经、手阳明大肠经。依脏腑通治原则，分别取足太阴脾经、足少阴肾经、手太阴肺经、足厥阴肝经对应点。逐一调整其经络，当下疼痛明显缓解。之后每周按摩1次，4个月后肩膀已不再疼痛。

医师建议

目前治疗五十肩的方式多以热敷、复健为主，目的在于减轻疼痛和改善肩膀的活动度。复健运动应循序渐进，逐步改善肩膀的活动度。肩膀的活动度慢慢增强时，疼痛也会逐渐减缓。过度的运动会进一步造成肩膀发炎和疼痛，应该避免。

五十肩的治疗方式：以外治"经络按摩"加上内治"行气化痰"为主，双管齐下效果好。

3 | 肩背疼痛

肩背疼痛多因背与脊椎两侧经络、足太阳膀胱经、手太阳小肠经阻塞所致，也有因胃寒引起肩背酸痛者，多见于嗜食冰品者，通过按摩疏通即可达到缓解作用。

无论肩背何处不舒服，依照以下两个按摩部位按摩就能缓解不适。（一般而言，不舒服处在身体左侧，按摩位置就在右侧，这是"对侧"；特别标示"同侧"则表示不舒服处在身体左侧，按摩位置就在左侧。）

需调整经络

足太阳膀胱经

按摩部位

手太阴肺经 0-2、1-1、3-1 点。

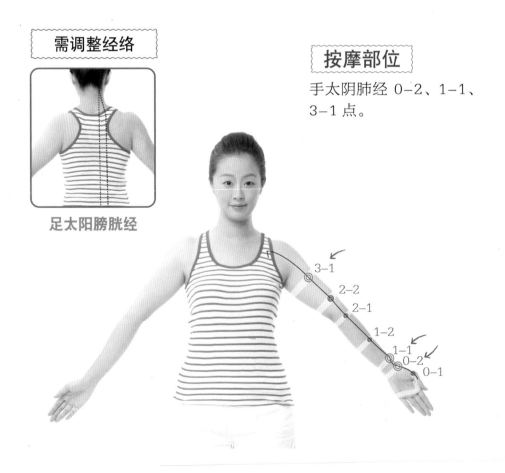

按摩部位

足太阴脾经0-2、1-1点。

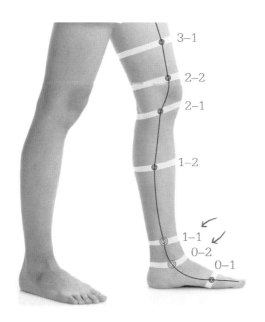

3-1

2-2

2-1

1-2

1-1
0-2
0-1

需调整经络

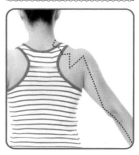

手太阳小肠经

典型案例

　　25岁男性，职业为厨师，因工作关系常有手臂和肩颈疼痛的症状，平时虽每周至中医诊所推拿，但成效不彰。依痛点（需调整经络）分别取手太阴肺经3-1点和足少阴肾经、足厥阴肝经、足太阴脾经0-2、1-1点按摩，当下明显改善不适。

医师建议

　　因工作关系造成肩背酸痛者，可每周做一次极简经络按摩。

4 | 腰痛

主要是瞬间的外力牵动造成拉伤，也有因脊椎结构歪斜阻碍气血流通，或肾中湿气太重导致的长期腰痛。经络按摩可暂时舒缓，但要根治必须视具体情况处理。

无论腰部何处不舒服，依照以下 3 个按摩部位按压就能缓解不适。（一般而言，不舒服处在身体左侧，按摩位置就在右侧，这是"对侧"；特别标示"同侧"则表示不舒服处在身体左侧，按摩位置就在左侧。）

需调整经络

足太阳膀胱经

按摩部位

手太阴肺经 2-1、
2-2 点。

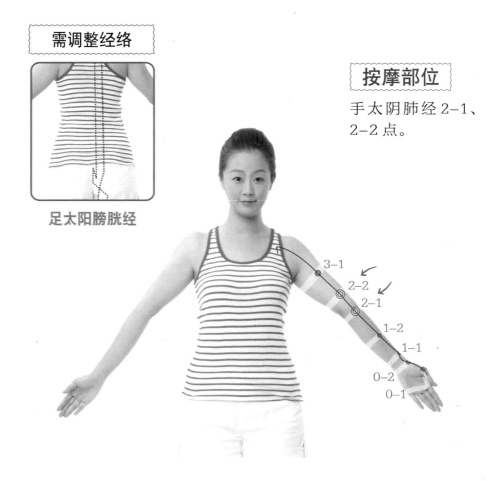

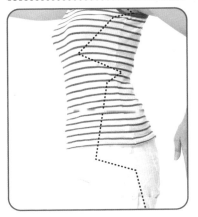

需调整经络

足少阳胆经

按摩部位

手少阴心经 2-1、
2-2 点。

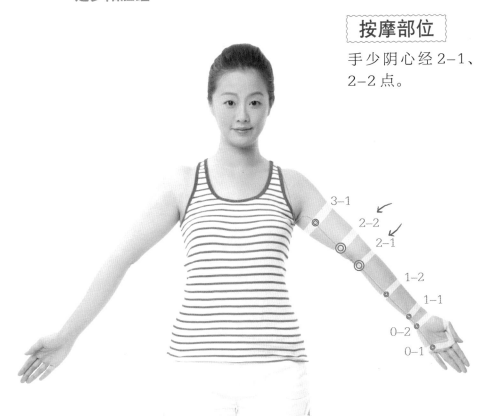

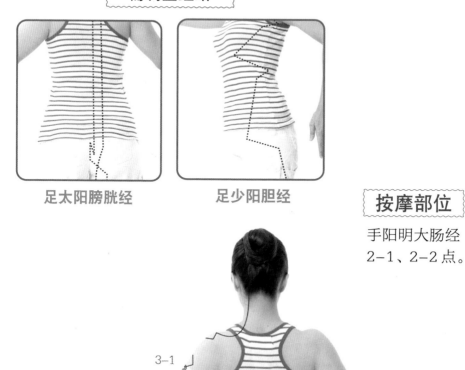

需调整经络

足太阳膀胱经　　　　　足少阳胆经

按摩部位

手阳明大肠经
2-1、2-2 点。

3-1
2-2
2-1
1-2
1-1
0-2
0-1

典型案例

　　50 岁女性突然闪腰，虽立即至医院注射药剂，同时服用止痛药，仍无法完全消除疼痛。经研判伤处为足太阳膀胱经，按摩后疼痛明显缓解，隔日已无不适感。

5 | 坐骨神经痛

坐骨神经痛多因车祸、外力或坐姿不良引起。

无论腰部何处不舒服，依照以下的按摩部位按摩就能缓解不适。（一般而言，不舒服处在身体左侧，按摩位置就在右侧，这是"对侧"；特别标示"同侧"则表示不舒服处在身体左侧，按摩位置就在左侧。）

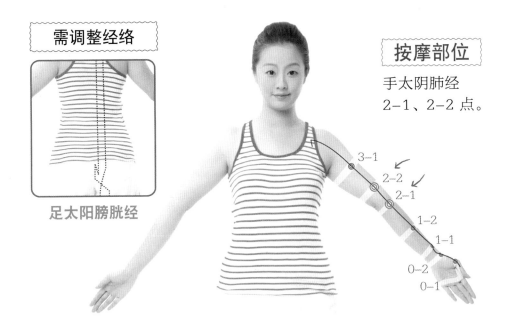

需调整经络

足太阳膀胱经

按摩部位

手太阴肺经
2-1、2-2 点。

3-1
2-2
2-1
1-2
1-1
0-2
0-1

典型案例

　　公司某白领因工作造成肩部、颈部、背部、腰部疼痛。此外从大腿、膝部至小腿外侧麻痛，研判为坐骨神经问题。由于骨刺引起的下半身麻痛会从腰部开始，故初步排除骨刺原因。第一次做全身经络按摩，并加强手少阴心经按摩（本经为足少阳胆经）。10 日后进行第三次全身经络按摩时，腿部麻痛已明显改善。

6 | 骨刺

　　骨刺是关节因种种原因造成的骨质硬化与增生，常被认为是一种自然的老化现象。久站、久坐不良姿势均可导致，因此年轻人亦可能有骨刺的问题。骨刺可以说是不拘年龄，每个人都可能发生。

　　无论腰部何处不舒服，依照以下的按摩部位按摩就能缓解不适。（一般而言，不舒服处在身体左侧，按摩位置就在右侧，这是"对侧"；特别标示"同侧"则表示不舒服处在身体左侧，按摩位置就在左侧。）

按摩部位

手太阴肺经 2-1、
2-2 点。

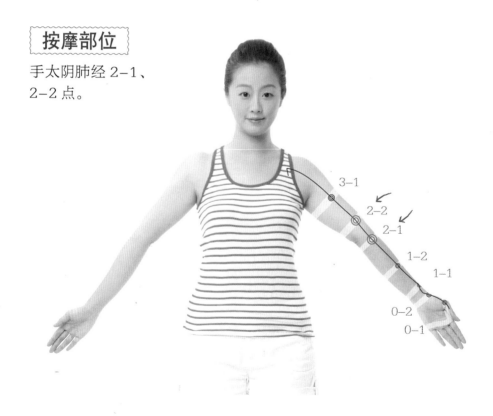

典型案例

43 岁男性，因右腰椎骨刺而经常感到疼痛，有时甚至是剧痛。初次进行经络按摩时，按摩左手太阴肺经 2-1 点、2-2 点，以及右手少阴心经 2-2 点、3-1 点（同侧），虽明显减轻疼痛，但仍有痛感。

隔日，分别取左、右手太阴肺经 2-1 点、2-2 点，以及手少阴心经 2-2 点、3-1 点进行经络按摩，进一步改善疼痛，但仍感腿麻、腰部微痛。第 4 天再分别取左、右手太阴肺经、手少阴心经经络按摩，腰、腿部未感到不适。

医师建议

可能长骨刺的地方有两处：

（1）颈椎第 3 节至第 5 节间；

（2）腰椎第 3 节至第 5 节间。

分别位于足太阳膀胱经 0-2 点、1-1 点及足太阳膀胱经 2-1 点。

7 | 肘关节疼痛

肘关节疼痛常见于运动员，特别是桌球、网球选手，也可见于经常进行手部关节活动的人。

无论手肘何处不舒服，依照以下 2 个按摩部位按摩就能缓解不适。（一般而言，不舒服处在身体左侧，按摩位置就在右侧，这是"对侧"；特别标示"同侧"则表示不舒服处在身体左侧，按摩位置就在左侧。）

需调整经络

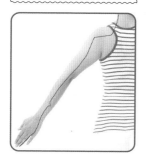

手少阳三焦经

按摩部位

足少阴肾经 2-1、
2-2 点。

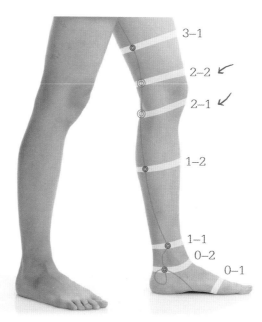

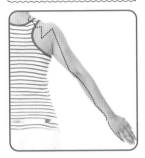

需调整经络

手太阳小肠经

按摩部位

足太阴脾经 2-1、
2-2 点。

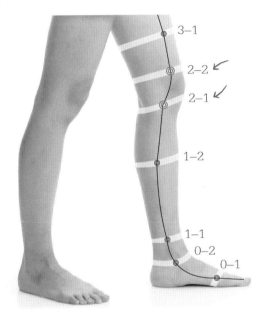

3-1

2-2 ↙

2-1 ↙

1-2

1-1

0-2

0-1

典型案例

　　58 岁男性，长期肘关节疼痛。研判其痛点（需调整经络）所在经络位置为右手少阳三焦经 2-1 点、2-2 点，故取左足少阴肾经 2-1 点、2-2 点位置。按摩后疼痛明显缓解。

8 | 足底筋膜炎

足底筋膜炎的症状常表现为晨起足跟刺痛，行走后疼痛逐渐缓和，足跟骨的内侧足底有轻度肿胀。中医认为此症状与肾虚有关。

无论足底何处不舒服，依照以下 2 个按摩部位按摩就能缓解不适。（一般而言，不舒服处在身体左侧，按摩位置就在右侧，这是"对侧"；特别标示"同侧"则表示不舒服处在身体左侧，按摩位置就在左侧。）

需调整经络

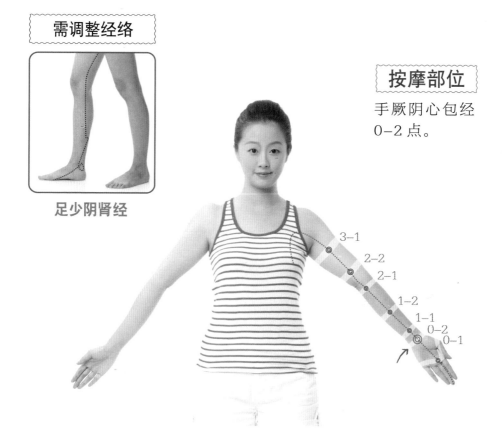

足少阴肾经

按摩部位
手厥阴心包经
0-2 点。

3-1
2-2
2-1
1-2
1-1
0-2
0-1

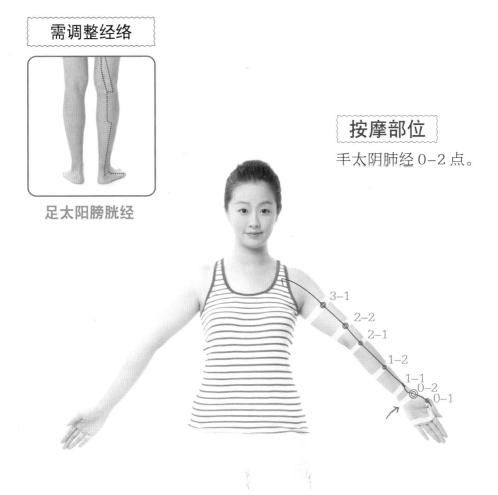

需调整经络

足太阳膀胱经

按摩部位

手太阴肺经 0-2 点。

3-1
2-2
2-1
1-2
1-1
0-2
0-1

典型案例

　　35 岁男性，有足跟痛的症状，研判痛点（需调整经络）所在经络为足太阴肾经 0-2 点，按摩手厥阴心包经 0-2 点，按摩后立即消痛。

9 | 脚踝扭伤

因外力造成的伤害，通过经络按摩可快速舒缓疼痛，正常行走。

无论脚踝何处不舒服，依照以下两个按摩部位按摩就能舒缓不适。（一般而言，不舒服处在身体左侧，按摩位置就在右侧，这是"对侧"；特别标示"同侧"则表示不舒服处在身体左侧，按摩位置就在左侧。）

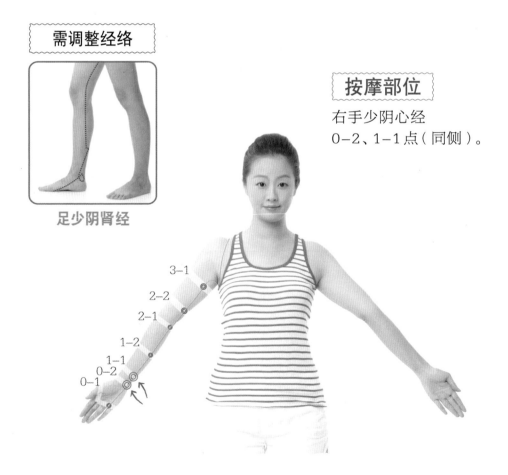

需调整经络

足少阴肾经

按摩部位

右手少阴心经
0-2、1-1点（同侧）。

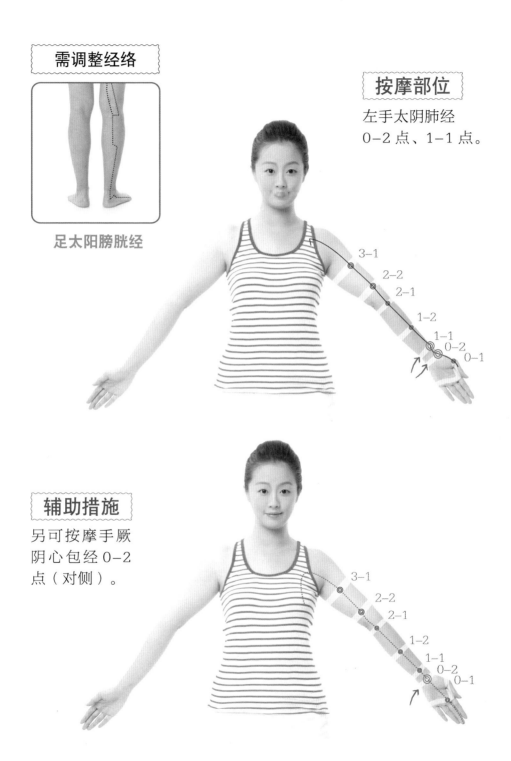

需调整经络

足太阳膀胱经

按摩部位

左手太阴肺经
0-2 点、1-1 点。

3-1
2-2
2-1
1-2
1-1
0-2
0-1

辅助措施

另可按摩手厥
阴心包经 0-2
点（对侧）。

3-1
2-2
2-1
1-2
1-1
0-2
0-1

10 | 扳机指

　　扳机指的病变位置常见于手拇指与手食指的关节。造成扳机指的原因有两种，一种是过度使用而劳损，另一种是湿气、寒气损伤所致。

　　无论不舒服位置是食指还是拇指，依照以下的按摩部位按摩就能缓解不适。（一般而言，不舒服处在身体左侧，按摩位置就在右侧，这是"对侧"；特别标示"同侧"则表示不舒服处在身体左侧，按摩位置就在左侧。）

需调整经络

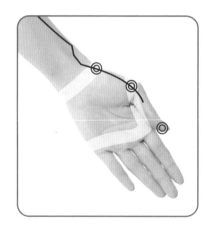 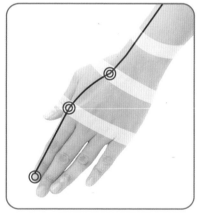

拇指：手太阴肺经
0-1、0-2 点、末梢

食指：手阳明大肠经
0-1、0-2 点、末梢

按摩部位

足厥阴肝经 0-1、0-2 点、末梢。

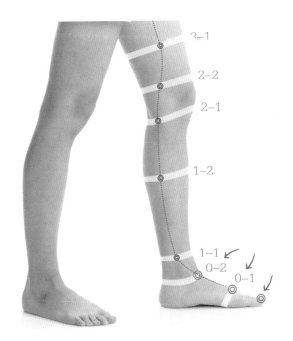

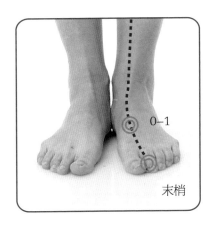

末梢

11 | 偏头痛

　　单侧的头痛成因多为胆经阻塞，也有两侧同时发生头痛的情况，往往伴随眼目干涩，甚至视物模糊。

　　无论头部何处不舒服，依照以下 2 个按摩部位按摩就能缓解不适。（一般而言，不舒服处在身体左侧，按摩位置就在右侧，这是"对侧"；特别标示"同侧"则表示不舒服处在身体左侧，按摩位置就在左侧。）

需调整经络

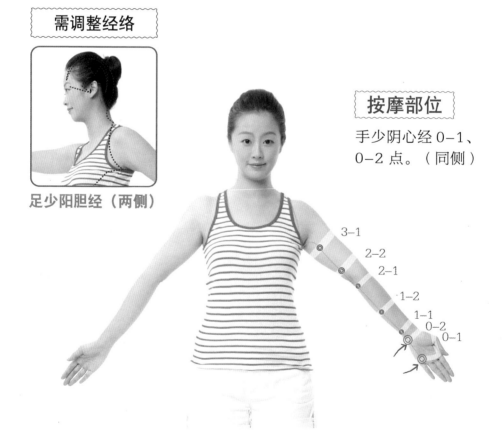

足少阳胆经（两侧）

按摩部位

手少阴心经 0-1、
0-2 点。（同侧）

3-1
2-2
2-1
1-2
1-1
0-2
0-1

需调整经络

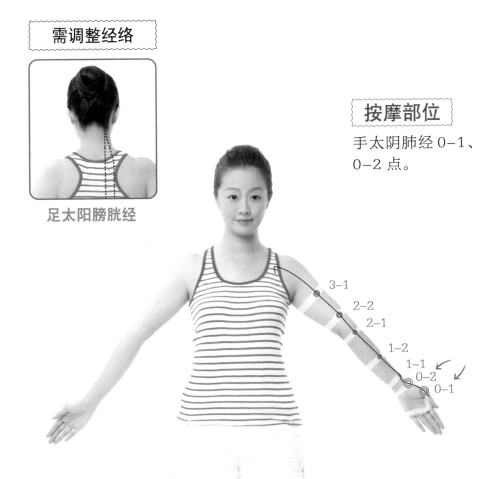

足太阳膀胱经

按摩部位

手太阴肺经 0-1、
0-2 点。

3-1
2-2
2-1
1-2
1-1
0-2
0-1

典型案例

　　30 岁女性因偏头痛而进行经络按摩，研判痛点（不舒服位置）在足少阳胆经（两侧）与足太阳膀胱经，故按摩左右两侧手少阴心经、手太阴肺经（对侧）0-1、0-2 点。之后疼痛明显缓解，眼睛瞬间有变明亮的感觉。

12 | 长期头痛影响睡眠质量

此类患者头痛位置在后脑勺及头顶部，成因为膀胱经阻塞，也常伴随睡眠品质不良与肩颈僵硬的问题。

无论头部何处不舒服，依照以下 2 个按摩部位按摩就能缓解不适。（一般而言，不舒服处在身体左侧，按摩位置就在右侧，这是"对侧"；特别标示"同侧"则表示不舒服处在身体左侧，按摩位置就在左侧。）

需调整经络

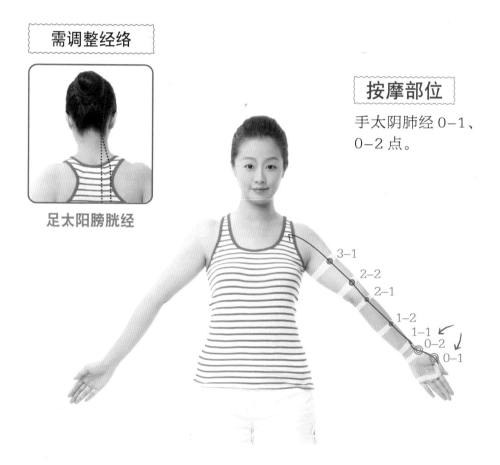

足太阳膀胱经

按摩部位

手太阴肺经 0–1、0–2 点。

3–1
2–2
2–1
1–2
1–1
0–2
0–1

需调整经络

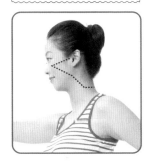

手太阳小肠经

按摩部位

足太阴脾经 0-1、0-2 点。

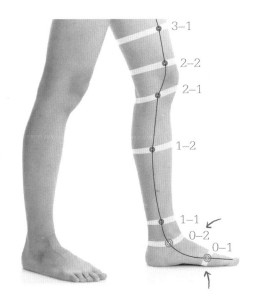

典型案例

　　42 岁女性，受头痛所苦达 8 年之久，看遍中、西医均无法解决。因无法准确说出头痛的位置，故研判可能有问题的经络分别为足阳明胃经、足太阳膀胱经、足少阳胆经、手少阳三焦经。依脏腑通治原则，分别取手厥阴心包经、手太阴肺经、手少阴心经、足少阴肾经 0-1、0-2 点实施经络按摩，头痛症状明显减缓，但隔天头痛又发作。

　　每周做一次经络按摩，两个半月后头痛感减缓。除了按原来的位置进行经络按摩外，按摩延伸至经络末梢位置。

　　4 个月后，患者头痛明显减缓，但仍有睡眠品质不良的问题。改以足少阳胆经、手少阳三焦经为主，并调整脾经以改善睡眠问题。6 个月后，患者已完全不受头痛问题困扰。

13 | 生理痛

　　生理痛从中医角度来说，常见于身体虚寒的女性。如要根治，可求教中医以中药进行调理。

　　无论腹部何处不舒服，依照以下2个按摩部位按摩就能缓解不适。（一般而言，不舒服处在身体左侧，按摩位置就在右侧，这是"对侧"；特别标示"同侧"则表示不舒服处在身体左侧，按摩位置就在左侧。）

需调整经络

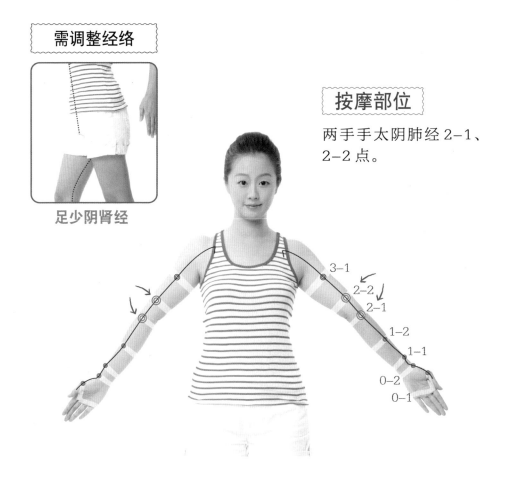

足少阴肾经

按摩部位

两手手太阴肺经2-1、2-2点。

3-1
2-2
2-1
1-2
1-1
0-2
0-1

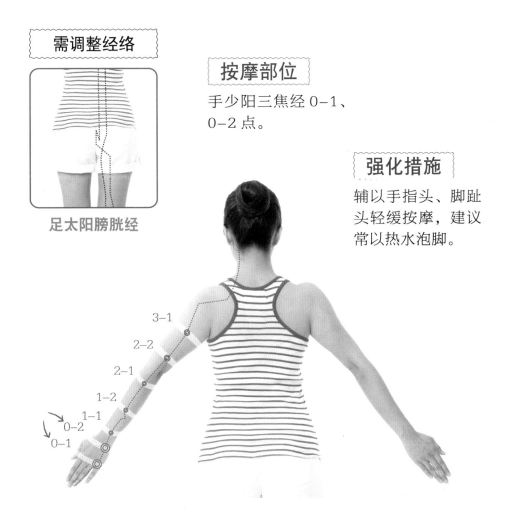

需调整经络

足太阳膀胱经

按摩部位

手少阳三焦经 0-1、
0-2 点。

强化措施

辅以手指头、脚趾
头轻缓按摩，建议
常以热水泡脚。

3-1
2-2
2-1
1-2
1-1
0-2
0-1

典型案例

　　31 岁女性，有手脚冰冷、经痛症状，第 1 次实施经络按
摩时正逢经期，腰痛剧烈以致挺不起腰。研判是足少阴肾经
与足太阳膀胱经出了问题，先按摩左、右之手太阴肺经 2-1、
2-2 点，再按摩手少阳三焦经 0-1、0-2 点，最后再轻按手
指、脚趾。按摩 6 次后经痛症状已明显改善。

14 | 胃痛

胃痛主要是因胃部没有足够动力处理食物，常喝冰水或饮食不节的人特别容易出现此症状。此外，天气寒冷时也比较容易发生胃痛。平时通过经络按摩，可增强脾胃功能，缓解不适。

无论胃部何处不舒服，依照以下的按摩部位按摩就能缓解不适。（一般而言，不舒服处在身体左侧，按摩位置就在右侧，这是"对侧"；特别标示"同侧"则表示不舒服处在身体左侧，按摩位置就在左侧。）

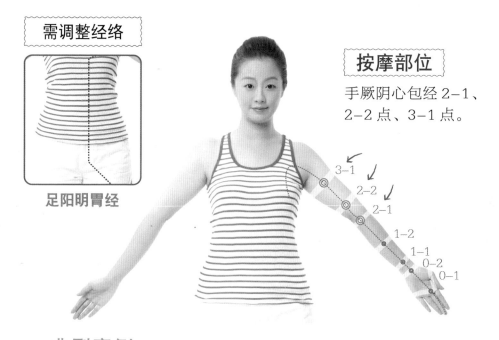

需调整经络

足阳明胃经

按摩部位

手厥阴心包经 2–1、
2–2 点、3–1 点。

3–1
2–2
2–1
1–2
1–1
0–2
0–1

典型案例

30 岁女性，胃痛、胸闷，研判痛点所在经络位置为足阳明胃经 2–1、2–2、3–1 点。按摩手厥阴心包经 2–1、2–2、3–1 点。按摩后疼痛明显缓解。

15 | 喉咙痛

　　一般感冒常引起喉咙疼痛，而长期喉咙痛则可能是肾水不足所致。

　　无论喉咙何处不舒服，依照以下的按摩部位按摩就能缓解不适。（一般而言，不舒服处在身体左侧，按摩位置就在右侧，这是"对侧"；特别标示"同侧"则表示不舒服处在身体左侧，按摩位置就在左侧。）

需调整经络

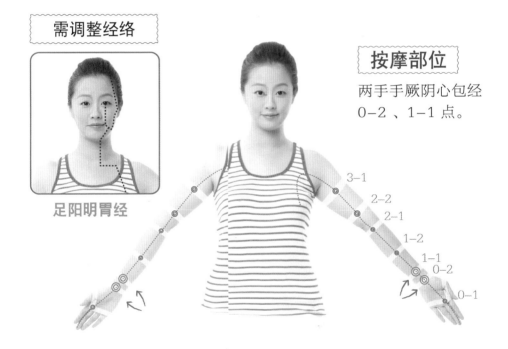

足阳明胃经

按摩部位

两手手厥阴心包经
0-2 、1-1 点。

3-1
2-2
2-1
1-2
1-1
0-2
0-1

典型案例

　　8 岁女童，自述喉咙痛，研判其痛点（不舒服的位置）所在经络为足阳明胃经 0-2 点，依脏腑通治原则，取两侧手厥阴心包经 0-2、1-1 点。按摩后疼痛完全消除。

第2节 其他不适

1 | 耳鸣

耳鸣的原因有很多，首先，有因感染而发炎引起的外耳性耳鸣；其次，慢性中耳炎导致中耳腔功能病变也可产生耳鸣；再次，还有因噪声、头部外伤造成内耳接收器病变的内耳性耳鸣。

中医认为导致耳鸣的病因包括风热外邪侵袭、肝火上扰清窍、痰火壅结耳窍、肾经亏虚及脾胃虚弱、头部瘀血等。通过经络按摩皆可有所缓解，但要根治必须从病症源头进行处理。

无论耳朵何处不舒服，依照以下 3 个按摩部位按摩就能缓解不适。（一般而言，不舒服处在身体左侧，按摩位置就在右侧，这是"对侧"；特别标示"同侧"则表示不舒服处在身体左侧，按摩位置就在左侧。）

需调整经络

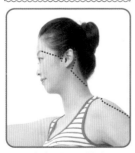

手少阳三焦经

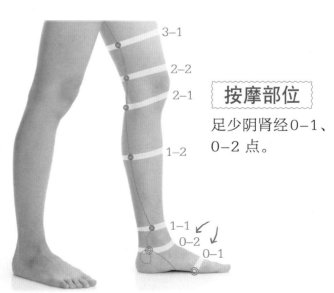

按摩部位

足少阴肾经0−1、0−2 点。

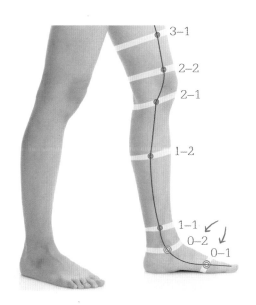

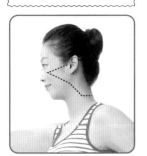

手太阳小肠经

按摩部位

足太阴脾经0-1、0-2 点。

需调整经络

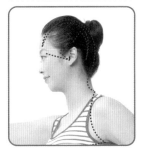

足少阳胆经

按摩部位

手少阴心经0-1、0-2 点。（同侧）

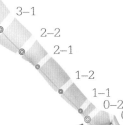

2 | 胃胀

　　胃胀主要因肠胃消化功能不完全所致，可利用经络按摩促进肠胃功能。此外还可能是肝气上逆，这种情形需要就医调理。

　　若已经有较严重的胃食道逆流状况，须当心胃幽门肿胀的问题，这种情况无法通过经络按摩舒缓，除了需要避免刺激性食物外，还需让专业医师诊断医治。

　　无论胃部何处不舒服，依照以下的按摩部位按摩就能缓解不适。（一般而言，不舒服处在身体左侧，按摩位置就在右侧，这是"对侧"；特别标示"同侧"则表示不舒服处在身体左侧，按摩位置就在左侧。）

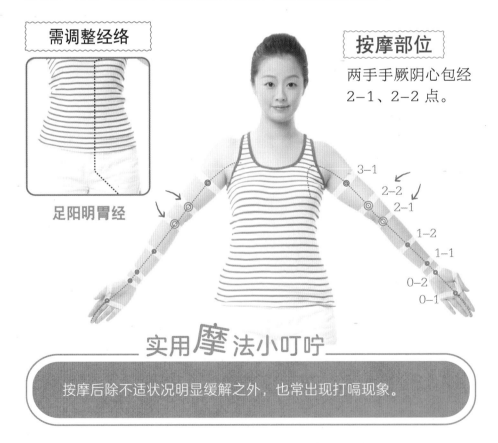

需调整经络

足阳明胃经

按摩部位

两手手厥阴心包经
2-1、2-2 点。

3-1
2-2
2-1
1-2
1-1
0-2
0-1

实用*摩*法小叮咛

按摩后除不适状况明显缓解之外，也常出现打嗝现象。

3 | 感冒

中医认为一年四季有不同节气，各有容易引发的感冒症状，治疗方法也各有不同。以下介绍较为常见的风邪感冒与寒邪感冒两种类型。

根据感冒症状，对照以下按摩部位按摩就能缓解不适。（一般而言，不舒服处在身体左侧，按摩位置就在右侧，这是"对侧"；特别标示"同侧"则表示不舒服处在身体左侧，按摩位置就在左侧。）

知识小链接

中医将一切致病的因素都称为"邪"。

 风邪感冒

症状：头痛、颈部僵硬、背部恶风、汗出

需调整经络　足太阳膀胱经

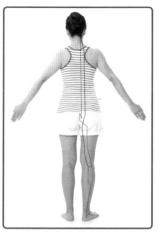

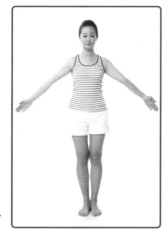

手太阴肺经与手少阴心经2-1、2-2点。可以用吹风机的热风微吹，以增强效果。

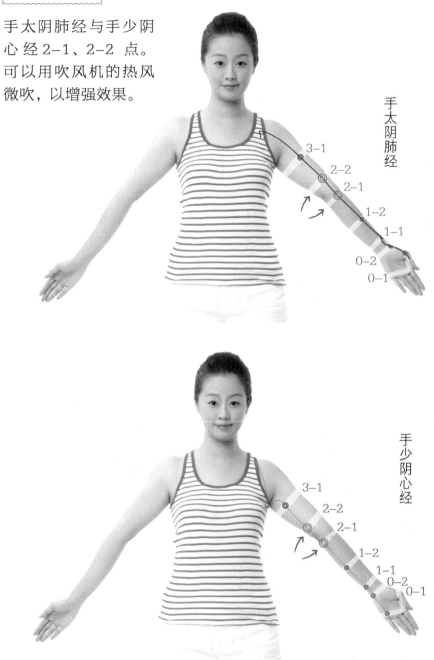

手太阴肺经

3-1
2-2
2-1
1-2
1-1
0-2
0-1

手少阴心经

3-1
2-2
2-1
1-2
1-1
0-2
0-1

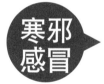

寒邪感冒　症状：四肢冰冷、头痛、腰痛、腹泻、无汗

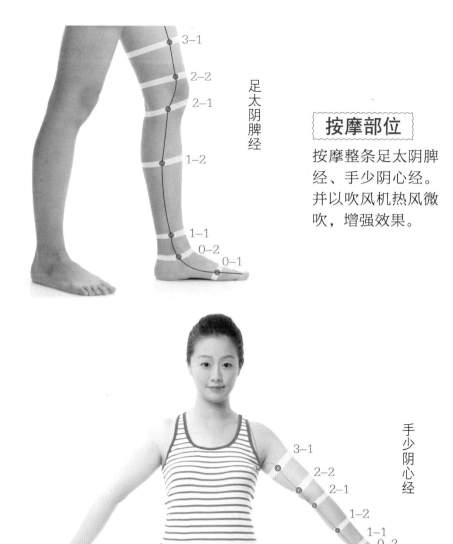

足太阴脾经

3–1
2–2
2–1
1–2
1–1
0–2
0–1

手少阴心经

3–1
2–2
2–1
1–2
1–1
0–2
0–1

按摩部位

按摩整条足太阴脾经、手少阴心经。并以吹风机热风微吹，增强效果。

4 | 低血压和高血压

从中医的观点来看，低血压主要是因肾命门火能量不足，平时可以经络按摩作为保健手段，根治则需要由医师诊断调理。

另外，高血压的成因有很多，如肾水不足、代偿性高血压、阻塞性高血压等。不过，无论是低血压还是高血压，都是身体的一种警讯，不可轻视。

依照以下按摩部位按摩就能缓解症状。（一般而言，不舒服处在身体左侧，按摩位置就在右侧，这是"对侧"；特别标示"同侧"则表示不舒服处在身体左侧，按摩位置就在左侧。）

按摩部位

手太阴肺经2-1点，
手少阴心经2-1点、
2-2点。

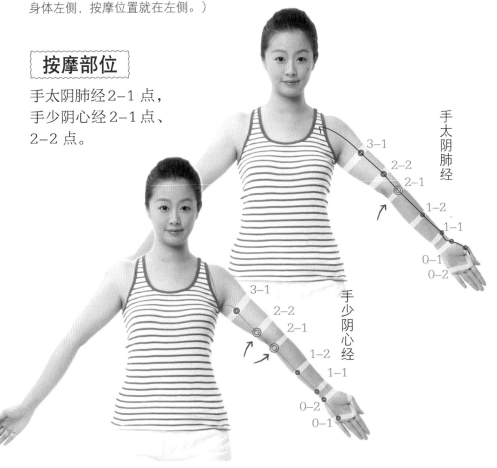

5 | 手足冰冷

　　身体虚寒的女性容易出现手脚冰冷的情形，特别是肾寒（下焦虚寒）者。常以吹风机热风吹足底的涌泉穴，颇有助益。另有肾水不足导致肾气无法下沉而足部冰冷者，则需要请中医师调理。

　　依照以下的按摩部位按摩就能缓解不适。（一般而言，不舒服处在身体左侧，按摩位置就在右侧，这是"对侧"；特别标示"同侧"则表示不舒服处在身体左侧，按摩位置就在左侧。）

按摩部位

手太阴肺经2–1、2–2点，手厥阴心包经2–1点。

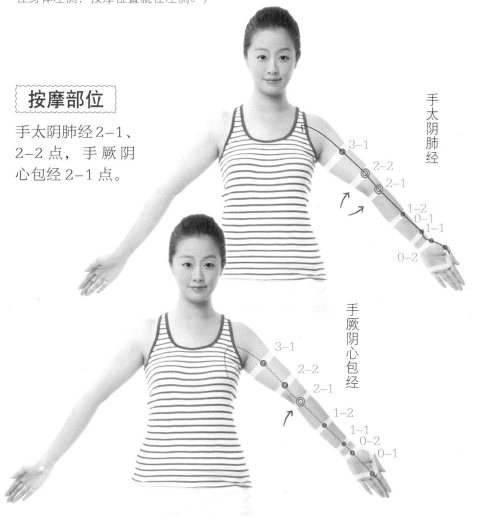

6 | 便秘

造成便秘的原因很多，通过经络按摩，可改善肠胃功能，改善便秘。

（1）热性便秘：肠道津液不足过热导致的便秘。

（2）寒性便秘：肠道为寒邪所困，津液凝滞而导致的便秘。

（3）虚性便秘：肠道蠕动功能不足，多出现在大病初愈者或年长者身上。

（4）湿性便秘：湿邪损伤肠道，使肠蠕动功能减弱，大便黏滞不爽。此类型便秘最常见。

依照以下两个按摩部位按摩就能舒缓症状。（一般而言，不舒服处在身体左侧，按摩位置就在右侧，这是"对侧"；特别标示"同侧"则表示不舒服处在身体左侧，按摩位置就在左侧。）

按摩部位

手厥阴心包经2–1、2–2点。

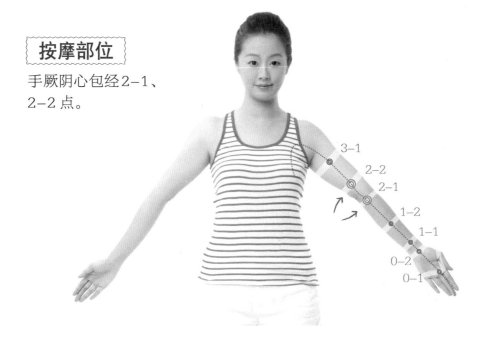

按摩部位

手太阴肺经 2-1、
2-2 点。

3-1
2-2
2-1
1-2
1-1
0-2
0-1

实用 摩 法小叮咛

　　肠胃功能不佳的人，除了注意饮食，加强运动外，一定
要经常按摩。特别要注意，平日应避免冰饮，血管遇冷收缩，
肠胃代谢功能就会减弱。所以肠胃好则消化吸收功能好，人
就显得年轻，生病也好得快。肠胃为健康的根本，顾好根本
才能从里到外真正健康。

摩法秘籍

依照图示按摩经络后，疼痛却未改善怎么办？别着急，可能还需注意以下四点：

一、压痛点（按摩部位）错误

通常按压压痛点时会有不寻常的刺痛感，如果感觉不到异状，则压痛点位置很可能是错误的。通常是因对应经络选取不正确，以及选择位于身体同侧或对侧的压痛点有误所造成。

对应经络选取有误，如脚踝扭伤疼痛点在足少阴肾经0-2点，运用接经原则应取手厥阴心包经0-2点，可能因弄错顺序误取手少阴心经0-2点；又如腰侧疼痛，疼痛点在足少阳胆经2-1点，以脏腑通治原则应取同侧手少阴心经2-1点，却误取对侧手少阴心经2-1点。

解决的方式有：

（1）确认对应经络以及压痛点位于身体哪一侧。

（2）利用附录内容可查找并确认压痛点是否正确。

二、压痛点不止一个

1.疼痛部位经络分布复杂

常见于头痛、肩颈僵硬、手腕疼痛、脚踝疼痛等情况，由于疼痛部位经络分布复杂，需要逐一查找相关经络，分别处理压痛点。

2. 长期、慢性的疼痛

出问题的经络会延伸与扩散，如向疼痛点的本经上下延伸，向表里关系的经络扩散、向相邻的经络扩散等。此时只处理一个压痛点，无法有效改善疼痛，还须逐一查找相关经络，分别处理压痛点。

三、经络以外的问题

极简经络按摩法是通过改善人体局部经络状态，达到消痛的效果。若疼痛是由经络以外的问题导致的，则需要采取其他相关治疗，如物理性的神经压迫，需要专业的推拿和整脊治疗。

另外，当身体组织本身的问题已严重影响气血流通时，如骨刺压迫神经，并严重影响气血流通时，则需要考虑其他处理方式。

四、压痛点之气结过于顽固

常见于长期、慢性的疼痛，气结顽固，甚至连结成片，如疏通经络后，经络阻塞改善程度有限，可能感受不到效果。这种情况难以一次性处理好，除需要进行多次经络按摩外，建议进行针灸治疗。

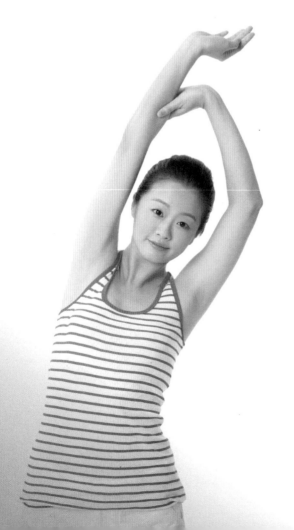

进阶篇

第1节　认识身体经络与对应症状

"经"指经脉，有路径、途径的含义，纵行人体上下，沟通脏腑表里，为经络系统中直行的主干，或者说其是身体中的主要输送管道。光靠主干是无法将能量输送至全身的，因此需要分支管道来配合。

"络"有网络、联络的含义，横行于经脉之间，为经脉所分出的侧支。经与络纵横交错，遍布全身，构成人体气血运行的通道。

络脉从经脉分出的部位各有一个络穴，"络"有联络、散布之意。十二经脉各有一个"络穴"，位于四肢肘、膝关节以下。络脉具有联络表里两经的作用，即"一络通二经"，在极简经络按摩操作上甚为关键。

以国内的道路来比喻，"经"有如国道，"络"有如省道、县道、乡道，"络穴"相当于国道之东西向联络道，而穴道相当于国道上的交流道。

以下对于经脉的介绍，重点在于经脉名称与循行位置，涉及极简经络按摩压痛点的确定与按摩位置的选取，如果记不牢也没有关系，本书就是给门外汉的操作指南，按图索骥即可。

1. 经络命名原则

经络是人体五脏六腑之气运行的通道，因此大致是以属性加上联系的脏腑来命名。

五脏（肝、心、脾、肺、肾）属于阴，六腑（小肠、胆、胃、大肠、膀胱）属于阳，分别和五脏对应。人体的胸腔和腹腔可分为上焦、中焦、下焦等三焦，三焦是第6个腑。心脏和心脏外层的保护膜之间是心包。人体的11个脏器各有一条相联系的经络，加上心包经，再加上人体躯干前的任脉和躯干后的督脉，一共有14条主要的经脉。所以，经脉大致是以属性加上联系的脏腑来命名。如手太阴肺经，指的是位于手部，联系肺脏的经脉。我们可以从经脉名称初步了解其所在位置及相关的脏器。

能记下经络的全称，在操作按摩时会更快速方便，若是记不住也不用担心，参考以下的按摩标记就可以上手。

2. 按摩标记

手部的6条经脉

手部经络有"手三阳"与"手三阴"等6条经络，标上数个按摩标记方便读者查询。

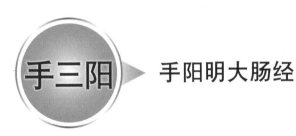

手三阳 ▶ 手阳明大肠经

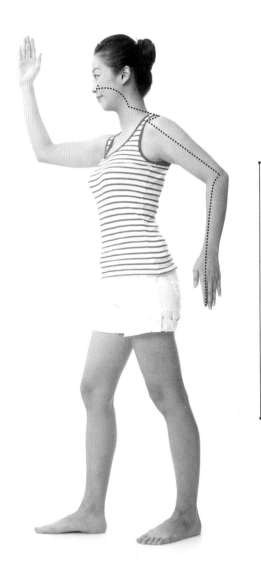

★ 循行路线：

起自食指桡侧（靠近拇指的一侧）顶端，沿着食指桡侧上行，经过第1、第2掌骨（食指拇指延伸到手掌的部分）之间，向上沿前臂桡侧进入肘外侧，再沿上臂前外侧上行至肩部。

其分支从锁骨上窝走向颈部，通过面颊，进入下齿槽，回过来夹口唇两旁，在人中处左右交叉，上夹鼻孔两旁。

络穴"偏历"位置：在手腕上3寸，前臂外上侧处。

★ 常见经脉症状与应用：

牙龈痛、颈部肿、肩痛、上臂痛、食指疼痛。

★ 经络按摩：

本经多处理膝盖正面（足阳明胃经）的疼痛，或是按摩手太阴肺经后，再按摩本经（第100页说明）以强化效果（表里关系）。

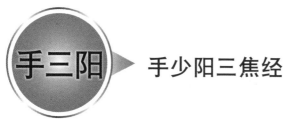

手少阳三焦经

★ 循行路线：

无名指末端开始，沿上肢外侧中线上行至肩，在第7颈椎处交会，向前进入锁骨，络于心包，通过膈肌。

· 支脉一从胸上行，出于锁骨，上走颈外侧，从耳下绕到耳后，经耳上角，然后屈曲向下到面颊，直达眼眶下。

· 支脉二从耳后入耳中，出走耳前，与前脉交叉于面部，到达外眼角。络穴"外关"位置：在手腕外侧正中，直上2寸处。

★ 常见经脉症状与应用：

无名指运动不利、手臂外侧疼痛、肩痛、耳后疼痛。

★ 经络按摩：

适用于手肘屈伸不利、五十肩、耳痛、耳鸣等症状。本经常用来减缓经痛。

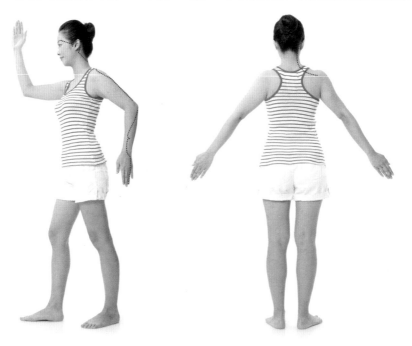

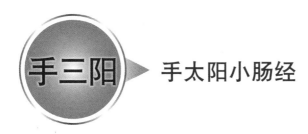

手太阳小肠经

★ 循行路线：

起于手小指外侧，沿手背经过手腕和肘臂背侧到达肩颈，向下进入锁骨，沿食管通讨心脏，膈肌，最后到达胃部。

· 支脉一则从锁骨上行，经过颈部到达面颊，至外眼角，再向后进入耳中。

· 支脉二从面颊部分出，经过颧骨到达内眼角，与足太阳膀胱经相接。

络穴"支正"位置：在腕横纹后 5 寸，前臂外下侧处。

★ 常见经脉症状与应用：

手臂疼痛、手肘痛、肩痛、颈部疼痛、耳痛、耳鸣。

★ 经络按摩：

适用于手肘屈伸不利、手肘因外伤引起的疼痛、五十肩、落枕、肩颈僵硬、耳痛、耳鸣等症状，尤其是位于小肠经的肩颈僵硬。

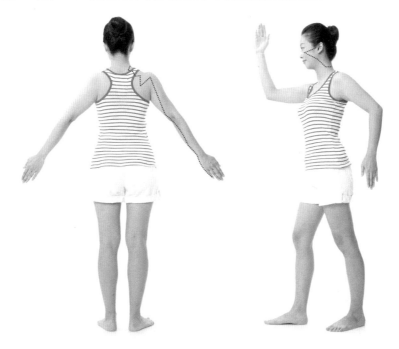

手三阴 ▶ 手太阴肺经

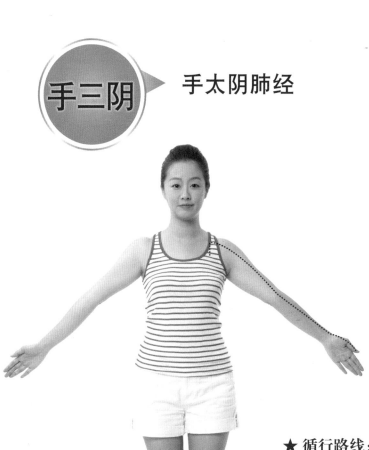

★ 循行路线：

手太阴肺经主要分布于上肢内侧前缘，其循行路线是从胸走手，起始于胃部，向下络于大肠，然后回绕过来，沿胃上口方向穿过膈肌，从肺脏气管、喉咙部横出，转走肩臂，沿着上臂内侧前缘，经过手掌大拇指边际，到达大拇指末端。

络穴"列缺"位置：在大拇指侧，手腕上 1.5 寸处。

★ 常见经脉症状与应用：

常处理对侧足太阳膀胱经及对侧足厥阴肝经上的经脉症状。

★ 经络按摩：

膝盖痛、腰痛、背痛、颈痛、头痛等都与其相关，应用广泛。

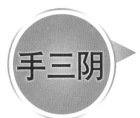 手厥阴心包经

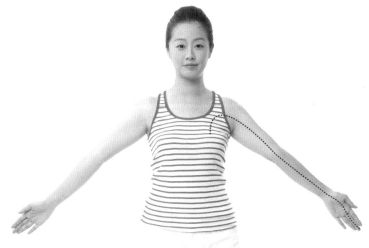

★ 循行路线：

手厥阴心包经起于胸部，属心包，向下通过膈肌，分两支脉。

其一通过肋部，从腋下 3 寸处反向上，通过肩窝然后翻转向下，沿着上肢内侧，下行通过肘窝，进入掌中，从中指到达指端。

另一支脉从掌中分出，沿着无名指到达指端，与手少阳三焦经相接。

络穴"内关"位置：在手腕内侧正中，直上 2 寸处。

★ 常见经脉症状与应用：

多处理对侧足阳明胃经及对侧足少阴肾经上的经脉症状，如鼻塞、喉咙痛、肠胃不适与足跟痛、足底筋膜炎等。

★ 经络按摩：

多处理对侧足阳明胃经及对侧足少阴肾经上的经脉症状。

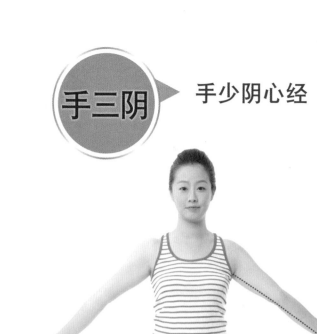

手三阴 ▶ 手少阴心经

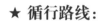

★ **循行路线：**

从心中开始，经过与心脏相联系的内脏，向下经过膈肌，连络小肠。

· 支脉一从心上顺咽喉到达双目。

· 支脉二则从心上行至肺，然后转而下自腋前出，沿上臂内侧后缘到达肘窝，顺着前臂内侧后缘到达腕上豆骨处，进入掌内，沿小指桡侧直达小指指尖，并与手太阳小肠经相接。

络穴"通里"位置：在掌横纹后上1.5寸，前臂外上侧处。

★ **常见经脉症状与应用：**

手少阴心经上的经脉症状较少见，偶有手肘内侧不适。

★ **经络按摩：**

多处理同侧足少阳胆经及对侧足太阴脾经上的经脉症状，如脚踝扭伤、膝侧痛、腰侧痛、胸闷、感冒、耳鸣、偏头痛等。

足部的 6 条经脉

足部经络也有"足三阳"与"足三阴"6 条经络。

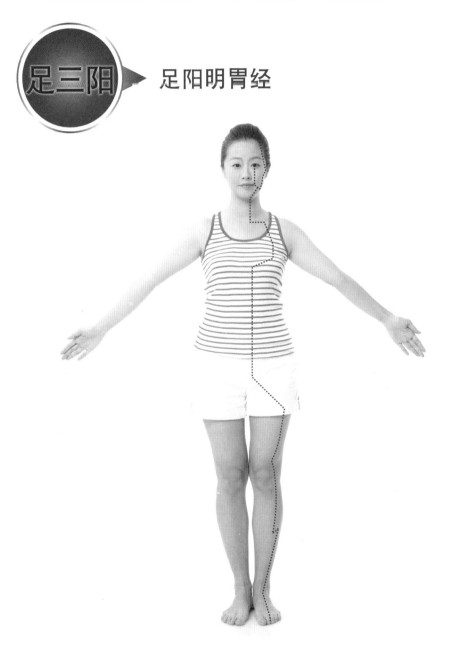

足三阳 ▶ **足阳明胃经**

★ 循行路线：

从鼻旁开始，交会鼻根中，旁系足太阳膀胱经，向下沿鼻外侧，进入上齿龈中，复出环绕口唇，向下交会于颏唇沟，再沿下颌出面动脉部，再沿下颌角，上耳前，经颧弓，沿发际，至耳颅中部。

颈部之脉从大迎穴前向下，经颈动脉部，沿喉咙，进入缺盆，通过膈肌，属于胃，络于脾。

腹胸部主干从锁骨上窝向下，经乳中，向下挟脐两旁，进入气街。

腹内支脉从胃口向下，沿腹里，至腹股沟动脉部与前外行者会合。由此下行至髋关节前，至股四头肌隆起处，下至膝盖，沿胫骨外侧下行足背，进入中趾内侧趾缝，出次趾末端。

足部支脉从足背部分出，进大趾末端，接足太阴脾经。

络穴"丰隆"位置：在足外踝上 8 寸处。

★ 常见经脉症状与应用：

鼻塞、流鼻血、牙痛、喉咙痛、胃痛、膝盖痛。

★ 经络按摩：

本经的应用较少，足三里为保健要穴。

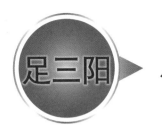 足少阳胆经

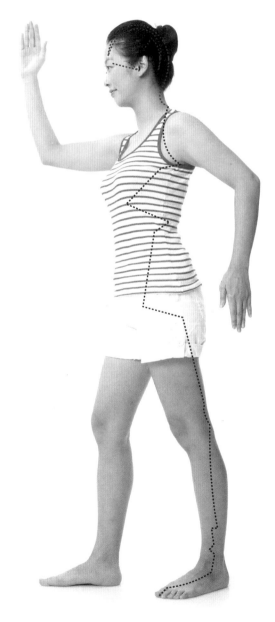

★ 循行路线：

足少阳胆经从头走足，主要分布于头部侧面、躯干侧面、下肢外侧中间，属胆，络肝。

足少阳胆经起于眼外角，向上到额角，返回下行至耳后，沿着颈旁手少阳三焦经路线到肩上向后，交叉至手少阳三焦经的后面，然后向下进入锁骨上窝。

· 支脉一从耳后进入耳中，回返耳前，到达外眼角后方。

· 支脉二从外眼角下走大迎穴，与手少阳三焦经会合到达眼眶下，下行经面颊到颈部，向下进入胸中，通过膈肌，络肝，属胆，再沿少腹两侧腹股沟，经过外阴部，横向进入髋关节。

· 支脉三从锁骨上窝下行，到达腋部，然后顺着身体侧面，向下会合前面的支脉于髋关节部，再向下沿着大腿、小腿外侧，直下到达腓骨下端，出外踝，沿脚背进入脚第4趾外侧端。

· 支脉四从足背分出，沿第1、第2趾之间，从大趾端出来，然后返回大趾背，与足厥阴肝经相接。

络穴"光明"位置：在足外踝上5寸处。

★ 常见经脉症状与应用：

如脚踝扭伤、膝侧痛、腰侧痛、感冒、五十肩、落枕、偏头痛、耳鸣等。

★ 经络按摩：

常用于减缓五十肩的不适。

足三阳 ▶ 足太阳膀胱经

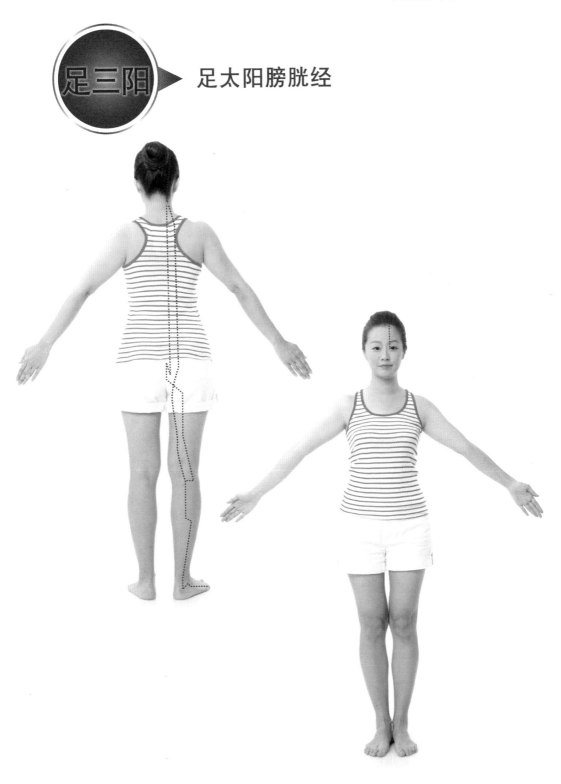

★ 循行路线：

足太阳膀胱经起于内眼角的睛明穴，上前额交会于头顶。

· 支脉一：从头顶分出，下至耳上方。

· 支脉二：从头顶入脑内，返回到颈部，沿肩膊内侧，夹行于脊柱两旁，直达腰部，从脊柱旁的肌肉进入体腔，连络肾脏，属膀胱本腑。

· 支脉三：向下通过臀部，进入腘窝中。

· 支脉四：通过肩胛骨内缘向下，经过臀部，沿大腿后外侧，与腰部下行的支脉会合于腘窝中，向下通过腓肠肌，出外踝之后，沿第5跖骨，至小趾外侧端，与足少阴肾经相接。

头顶部的支脉从头顶到达耳上角。

头顶的直行经脉从头顶入里与脑连络。

络穴"飞扬"位置：在外踝上7寸处。

★ 常见经脉症状与应用：

头痛、颈部疼痛、背痛、腰痛、膝盖不适、足跟痛等。

★ 经络按摩：

肾俞、心俞、肝俞、肺俞等穴涉及其他脏腑养分之输送管道，因此本经畅通与否与身体健康关系密切。多用于减缓五十肩的不适。

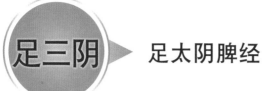

足太阴脾经

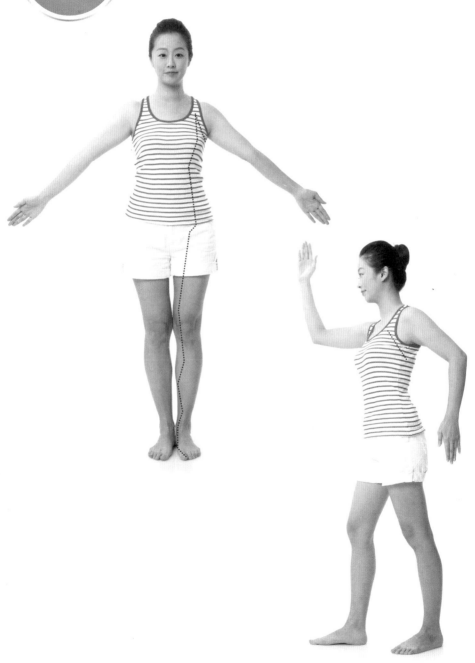

★ 循行路线：

足太阴脾经从足走胸腹，主要分布在下肢内侧前缘，属脾，络胃。

足太阴脾经起于足大趾末端，沿大趾内侧赤白肉际，经过第1跖骨后面，上行至内踝前，再上小腿内侧，沿胫骨后交出足厥阴肝经之前，上行大腿，从股部内侧前缘进入腹部，属脾，络胃，通过膈肌上行，夹食管两旁，连系舌根，散布于舌下。其支脉从胃部分出，上行通过膈肌，流注心中，与手少阴心经相接。

络穴"公孙"位置：在足大趾内侧，相当于足尖和足跟连线的中点处。

★ 常见经脉症状与应用：

足太阴脾经的经脉症状并不多见，偶尔有鼠蹊（腹股沟）不适的症状。

★ 经络按摩：

多处理对侧手太阳小肠经、对侧手少阴心经上的经脉症状，如耳鸣、肩颈僵硬、五十肩、手肘屈伸疼痛等。

足三阴 ▶ 足厥阴肝经

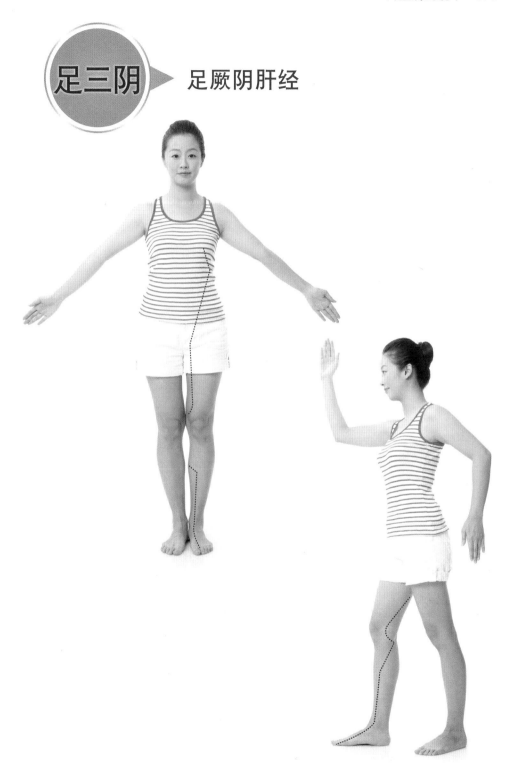

★ 循行路线：

足厥阴肝经起于足部大趾，沿足背上到内踝，上行小腿内侧，到内踝 8 寸处，与足太阴脾经交会。再上行至大腿内侧，环绕阴部，上达小腹，挟胃旁，属肝，络胆，然后上行过膈肌，分布于胁肋，沿气管后，向上进入鼻咽部，经过眼部，出前额，与督脉交会于头顶。

· 支脉一从眼部下行到达面颊内部，环绕唇内。
· 支脉二从肝分出，通过膈肌，向上注入肺部，与手太阴肺经相接。
  络穴"蠡沟"位置：在足内踝上 5 寸处。

★ 常见经脉症状与应用：

足厥阴肝经的经脉症状并不多见，偶见鼠蹊部不适、肝热引起的头痛。

★ 经络按摩：

多处理对侧手阳明大肠经、对侧手太阴肺经上的经脉症状，如扳机指、五十肩等。

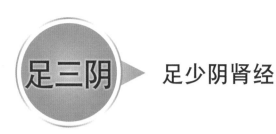

足三阴 ▶ 足少阴肾经

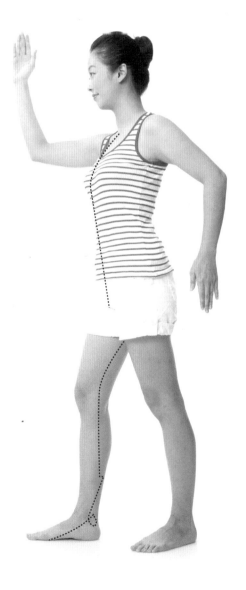

★ 循行路线：

足少阴肾经从足走胸腹，主要分布在下肢内侧后缘，属肾，络膀胱。

足少阴肾经起于足小趾之下，斜下足心，从足骨隆起处进入内踝，上行小腿内侧，经过腘窝，上行大腿内后缘，到达脊柱，属肾脏，络膀胱。

·支脉一：从肾向上，通过肝和膈肌，进入肺中，沿喉咙上达舌根旁。

·支脉二：从肺部出，联络心脏，流注胸中，与手厥阴心包经相接。

络穴"大钟"位置：在足内踝后大筋之间。

★ 常见经脉症状与应用：

足跟痛、足底筋膜炎、脚踝扭伤等。

★ 经络按摩：

多处理对侧手少阳三焦经、对侧手厥阴心包经上的经脉症状，如耳鸣、五十肩等。

第2节　头痛不医头，脚痛不医脚
——经络择定大原则

了解了上一节的经络穴位标记位置后，接下来要学习如何找到问题经络与压痛点（按摩部位）。如何选择按摩的经络呢？请参考"对应经络择定原则"与"经络按摩效果强化原则"。

◆ **"对应经络择定原则"主要功能在于寻找压痛点所在的经络。**

对应经络择定原则包含三个小原则，如果压痛点只有一个，则三个原则中只有一个是有效的，其他两个原则效果有限；若压痛点不止一个，则痛点可能不止一处。因此这一组中的三原则具有互斥、排他的关系。

◆ **"经络按摩效果强化原则"是在经络按摩后，未能明显消除疼痛的状况下，用来加强按摩效果的应用原则。**

I. 对应经络择定原则

（1）脏腑通治原则

脏腑概念如下表所示：

1 一脏配一腑

例如：心脏 → 胆；肝脏 → 大肠

2 一阳配一阴、一手配一足

例如：足少阴脾经 → 手少阳小肠经；

手太阴肺经 → 足太阳膀胱经

应用时的操作要诀就是：

◆ **手足互换**

手→足

足→手

◆ **阴阳互换**

太阳→←太阴

少阳→←少阴

阳明→←厥阴

加上经络位置标记，就可以在对应经络上迅速找出压痛点。

· **例1：颈后不适→所在位置：**

足太阳膀胱经 1–1 点位置（本经）足→手（手足互换），
太阳→太阴（阴阳互换）→手太阴肺经 1–1 点位置

· **例2：头痛→所在位置：**

足少阳胆经 0–1 点位置（本经）足→手（手足互换），少
阳→少阴（阴阳互换）→手少阴心经 0–1 点位置

将上述原则整理归纳后可得出下表：

脏腑通治原则				
要诀：手足互换、阴阳互换				
小肠经	手太阳		足太阴	脾经
大肠经	手阳明		足厥阴	肝经
三焦经	手少阳	对应经络	足少阴	肾经
肺经	手太阴		足太阳	膀胱经
心包经	手厥阴		足阳明	胃经
心经	手少阴		足少阳	胆经

在临床上，位于阳面（阳脉）的症状，通常运用脏腑通治原则即可有效处理，如果是位于阴面（阴脉）的症状，则常应用以下介绍的"接经原则"。

要应用这样的法则，须先熟记经络位置及名称，初学时由于对经络名称及位置不熟悉，的确不容易立即找出对应经络，不过本书附有全身经络图，读者都能立即检索而一目了然。

（2）通经原则

通经原则源自针灸取穴法，"六经相通"即"太阴通太阴，阳明通阳明，少阴通少阴，太阳通太阳，厥阴通厥阴，少阳通少阳"，就是说经络的三阴三阳相通。

知识小链接

东汉张仲景的《伤寒杂病论》对通经取穴有相关论述，有兴趣的读者可参考学习。

应用到远端经络的消痛按摩中，也可归纳成一句要诀：

要诀：手足互换，阴阳不变

◆ **手足互换**

　　手←→足

　　足←→手

◆ **阴阳不变**

　　太阳←→太阳

　　少阴←→少阴

　　阳明←→阳明

· **例如：膝盖不适→所在位置：**

　　足阳明胃经 2–1 点位置（本经）足→手（手足互换），阳明→阳明（阴阳不变）→手阳明大肠经 2–1 点位置

　　将上述原则公式化可得出下表：

通经原则				
要诀：手足互换、阴阳不变				
小肠经	手太阳		足太阳	膀胱经
大肠经	手阳明		足阳明	胃经
三焦经	手少阳	对应经络	足少阳	胆经
肺经	手太阴		足太阴	脾经
心包经	手厥阴		足厥阴	肝经
心经	手少阴		足少阴	肾经

通经原则在临床上应用较少，当位于阳面（阳脉）的症状以脏腑通治原则找不到压痛点时，即可利用通经原则寻找。

（3）接经原则

接经原则是依据十二经脉气血（或说是"子午流注"）的流注顺序，将疼痛点所在位置的经脉转换至上一条或下一条经脉。其又可分为顺接与逆接。

如下表所示，表末手厥阴心包经往后再接回手少阳三焦经。

时间	对应经络
21：00－23：00（亥时）	手少阳三焦经
23：00－1：00（子时）	足少阳胆经
1：00－3：00（丑时）	足厥阴肝经
3：00－5：00（寅时）	手太阴肺经
5：00－7：00（卯时）	手阳明大肠经
7：00－9：00（辰时）	足阳明胃经
9：00－11：00（巳时）	足太阴脾经
11：00－13：00（午时）	手少阴心经
13：00－15：00（未时）	手太阳小肠经
15：00－17：00（申时）	足太阳膀胱经
17：00－19：00（酉时）	足少阴肾经
19：00－21：00（戌时）	手厥阴心包经

上表的排序包含以下规律：

① 将十二正经依次分为 3 个序列，请见下图所示。

② 每个序列有 4 条经脉。

③ 同一序列经脉的排列方式为"手手足足""阴阳阳阴"。

④ 第 1 至第 3 序列的顺序分别为"阳明→太阳→少阳""太阴→少阴→厥阴"。

⑤ 第 3 序列结束后，再接回第 1 序列。

至于顺接或逆接，不必刻意记忆，总之一手配一足，顺接及逆接的经脉必定有一阴经及一阳经，取阴经即是。这种记忆方式颇为便利，供读者参考。

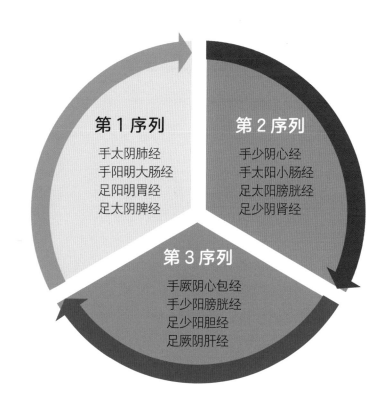

以足太阴脾经为例，其位置为第1序列中的第4位，与该经络相接的有足阳明胃经（逆接）、手少阴心经（顺接），是哪一条呢？

先不论顺接逆接，只要是相接即有某种程度的因果关系，极简经络按摩取阴面经络，对应经络取手少阴心经。再以手太阴肺经为例，与该经络相接的有足厥阴肝经（逆接）、手阳明大肠经（顺接），极简经络按摩取阴面经络，对应经络取足厥阴肝经。

2. 经络按摩效果强化原则

（1）本经原则

此原则源于针灸取穴概念，应用在经络消痛按摩上，有强化效用。本经原则并非按摩疼痛或不适位置所在的经络，而是将按摩位置从压痛点（按摩部位）延伸至对应经络，其以四肢末梢处效果尤佳。

实用摩法小叮咛

日常生活中，出现于阴面的症状多用接经原则处理。

（2）表里原则

在中医基础理论中，某一阴经（脏）与某一阳经（腑）配合，交感互助，发生一种合力作用，称为"表里关系"。若以五行关系来看，除了心包经、三焦经皆属火，为表里关系外，其余属性相同的脏腑所联系之经脉皆为表里关系。当某一条经络阻塞后，症状很可能会蔓延到其他经络，尤其是有表里关系或左右关系的经络。

知识小链接

1.据《内经》所载：足阳明、太阴为表里，少阳、厥阴为表里，太阳、少阴为表里，是谓足之阴阳也。手阳明、太阴为表里，少阳、厥阴为表里，太阳、少阴为表里，是谓手之阴阳也。盖人身五脏六腑，脏为阴经，腑为阳经。脏气行于内为里，腑气达于皮为表。

2.在中医针灸取穴的概念中，循经取穴是处方配穴的基本原则，一般中医书籍将其列为取穴原则之首。其以脏腑经络学说为指导，根据疾病的症候，在所属或相关经络上选取适当的穴位进行针治。在具体应用时，又可分为"本经取穴"和"异经取穴"。

本经取穴是从病症所在的经脉选取经穴，以"经脉所通，主治所及"的道理取穴，分"局部取穴"和"远隔取穴"两种方法。局部取穴是在本经距离病所较近的部位取穴，远隔取穴法则是在本经距离病所较远的部位取穴，一般头面、躯干部的疾病均可用四肢肘膝以下的穴位进行调整。

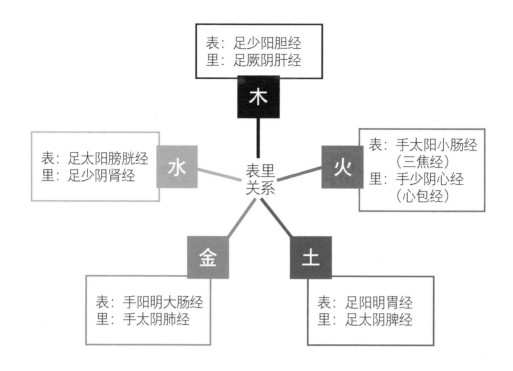

此原则是以疼痛或不适位置所在的经脉为准，运用表里关系寻找另一条经脉，并将该经脉当成疼痛或不适位置所在的经脉，以对应经络择定原则及经络位置标记来择定经络按摩位置。

· 例如：

颈后不适→所在位置：足太阳膀胱经 0-2 点位置（本经），根据表里关系，选足太阳膀胱经 0-2 点→足少阴肾经 0-2 点，再根据接经原则，选足少阴肾经 0-2 点→手厥阴心包经 0-2 点位置。

（3）五行相生关系原则

中医以五行的归类和推演规律，说明人体脏器不同的生理特性。如肝（胆）属木，心（小肠）属火，脾（胃）属土，肺（大肠）属金，肾（膀胱）属水。

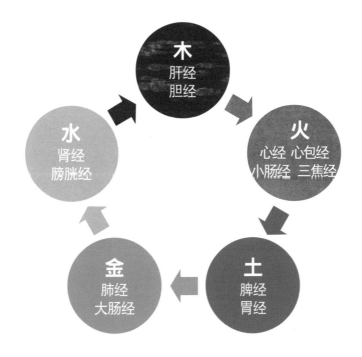

- **腰部不适→痛点位置：**足太阳膀胱经 2–1 点（本经）
- **根据脏腑通治原则及经络位置标记：**压痛点在手太阴肺经 2–1 点位置（对应经络）
- **再根据五行相生关系：**肺属金，土生金，脾胃属土，故取足太阴脾经、足阳明胃经 2–1 点位置

3. 经络择定之后的应用

针灸取穴配穴的方法不限于以上所介绍的方式。本书所介绍的取穴原则为极简经络按摩中较常用者，实际应用时还要注意下列两点：

首先，经络择定的目的在于找出患者的压痛点或"阿是穴"，然后按摩，而该位置是否为压痛点（按摩部位），患者的感受最准确。因此在寻求压痛点时，患者的配合是很重要的。临床中，出现于阳面之症状多适用脏腑通治原则，出现于阴面之症状多适用接经原则。

其次，若未能找到压痛点，可应用其他择定原则。一般情况下首选对侧；位于胆经的症状则取同侧；心经也比较特殊，临床中多取对侧，但偶有因人而异之情况。读者没把握的话，两侧都可以试试。

◆ 寻找"次级压痛点"

根据对应经络择定原则确定对应经络，在该经络找到压痛点后，也可将压痛点当成疼痛或不适点，再次应用对应经络择定原则寻找次级压痛点。按摩该次级压痛点对于改善原压痛点及经络症状皆有助益。

例如，左后腰不适，所在经络：足太阳膀胱经 2–1 点位置（本经）→根据脏腑通治原则，足→手，太阳→太阴，取右手太阴肺经近手肘处（经络位置标记 2–1 点附近）→再根据接经原则，手太阴肺经→足厥阴肝经（接经原则，逆接），取左足厥阴肝经近膝盖处（经络位置标记 2–1 点附近）。

若第一个压痛点在按摩时过于疼痛，则考虑以经络择定原则取次级压痛点。若压痛点处有外伤或血管瘤，压痛点所在位置按摩时过分敏感（如鼠蹊部、大腿内侧），也应考虑取次级压痛点。

极简经络按摩速查

想要了解更多的症状按摩位置与
对应经络，可利用本书附录内容进行
查找。

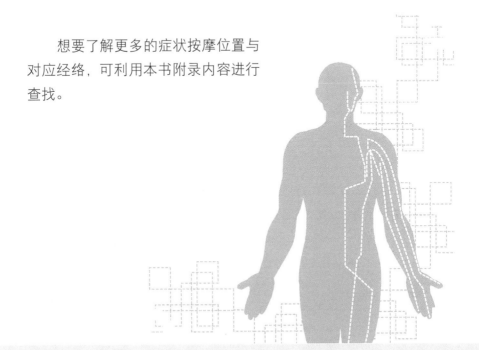

附 录 | 使用说明

附录的"经脉症状"检索，是以疼痛或不舒服的部位，查找消痛按摩的处理位置，快速消痛。

1. 对应经络择定原则

附录内容以脏腑通治原则、接经原则、通经原则为主要对应经络择定原则。一般情况下，位于阳面经脉的痛点优先采取脏腑通治原则，位于阴面经脉的痛点优先采取接经原则。

本书建议优先采取的对应经络择定原则，其对应经络以深色、较粗的字体显示。如果该处分布的经脉可能有两条，则建议的对应经络也会有两条。以侧头痛为例，优先采取脏腑通治原则，对应经络为肾经、心经。由于侧头分布之经脉有三焦经及胆经，如读者无法明确判断不适位置位于哪条经脉，建议可两者兼取，一并处理。

2. 效果强化原则

附录内容以表里关系原则、五行相生原则为效果强化原则，其具体应用请参考第2章的说明。

3. 验方

指经过临床验证，针对特定症状有效果的穴位，主要参考历代流传的针灸歌赋，穴位位置读者可参考经络穴位的相关文献。

·经脉症状

（根据痛点位置速查）

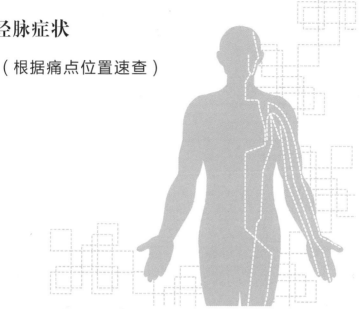

·痛点位置
（不舒服的位置）

- ·1-1 头部、颈部
- ·1-2 躯干部
- ·1-3 手部
- ·1-4 足部

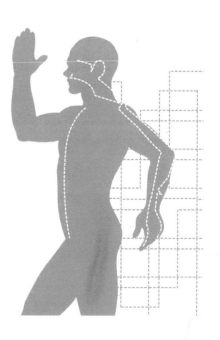

1-1 头部

1-1-1 前头（胃经、大肠经）

· 脏腑通治：心包经 0-1、0-2 点，肝经 0-1、0-2 点

· 接经原则：肺经 0-1、0-2 点，脾经 0-1、0-2 点

· 通经原则：胃经 0-1、0-2 点，大肠经 0-1、0-2 点

· 表里关系：心经 0-1、0-2 点，肝经 0-1、0-2 点

· 五行相生：木、水

1-1-2 侧头（三焦经、胆经）

- 脏腑通治：肾经 0-1、0-2 点，心经 0-1、0-2 点
- 接经原则：心包经 0-1、0-2 点，肝经 0-1、0-2 点
- 通经原则：胆经 0-1、0-2 点，三焦经 0-1、0-2 点
- 表里关系：胃经 0-1、0-2 点，肺经 0-1、0-2 点
- 五行相生：木、水

1-1-3 后头（胆经、膀胱经）

- 脏腑通治：心经 0-1、0-2 点，肺经 0-1、0-2 点
- 接经原则：肝经 0-1、0-2 点，肝经 0-1、0-2 点
- 通经原则：三焦经 0-1、0-2 点，小肠经 0-1、0-2 点
- 表里关系：肺经 0-1、0-2 点，心包经 0-1、0-2 点
- 五行相生：木、土

1-1-4 头顶

（膀胱经、胆经）

· 脏腑通治：肺经 0-1、0-2 点，心经 0-1、0-2 点

· 接经原则：肾经 0-1、0-2 点，肝经 0-1、0-2 点

· 通经原则：小肠经 0-1、0-2 点，三焦经 0-1、0-2 点

· 表里关系：心包经 0-1、0-2 点，肺经 0-1、0-2 点

· 五行相生：土、水

1-1-5 眼痛

（胆经、膀胱经）

· 脏腑通治：心经 0-1 点、肺经 0-1 点

· 接经原则：肝经 0-1 点、肾经 0-1 点

· 通经原则：三焦经 0-1 点、小肠经 0-1 点

· 表里关系：肺经 0-1 点、心包经 0-1 点

· 五行相生：木、土

· 验方：合谷、睛明、清冷渊

1-1-6 耳症

（三焦、小肠经、胆经）

- 脏腑通治：肾经、脾经、心经（0-1、0-2 点）
- 接经原则：心包经、心经、肝经（0-1、0-2 点）
- 通经原则：胆经、膀胱经、三焦经（0-1、0-2 点）
- 表里关系：肾经、脾经、肺经（0-1、0-2 点）
- 五行相生：土、火、木

1-1-7 鼻症

（胃经）

- 脏腑通治：心包经 0-1、0-2 点
- 接经原则：肺经 0-1、0-2 点
- 通经原则：大肠经 0-1、0-2 点
- 表里关系：肝经 0-1、0-2 点
- 五行相生：木

1-1--8 口、齿症

（胃经、大肠经）

· 脏腑通治：心包经、肝经（0-1、0-2 点）

· 接经原则：脾经、肺经（0-1、0-2 点）

· 通经原则：大肠经、胃经（0-1、0-2 点）

· 表里关系：心经、肝经（0-1、0-2 点）

· 五行相生：木、水

1-1-9 咽喉

（胃经）

· 脏腑通治：心包经 0-2、1-1 点

· 接经原则：脾经 0-2、1-1 点

· 通经原则：小肠经 0-2、1-1 点

· 表里关系：心经 0-2、1-1 点

· 五行相生：木

1-1-10 颈侧

（胆经）

- 脏腑通治：心经 0-2、1-1 点
- 接经原则：肝经 0-2、1-1 点
- 通经原则：三焦经 0-2、1-1 点
- 表里关系：肺经 0-2、1-1 点
- 五行相生：木

1-1-11 颈后

（膀胱经、小肠经）

- 脏腑通治：肺经、脾经（0-2、1-1 点）
- 接经原则：肾经、心经（0-2、1-1 点）
- 通经原则：小肠经、膀胱经（0-2、1-1 点）
- 表里关系：心包经、肝经（0-2、1-1 点）
- 五行相生：土、火

1-2 躯干部

1-2-1-1 肩部、前部
（大肠经、肺经、心包经）

- 脏腑通治：肝经（1-1、1-2 点）
- 接经原则：肺经、肝经、肾经（1-1、1-2 点）
- 通经原则：胃经、脾经、肝经（1-1、1-2 点）
- 表里关系：膀胱经、肝经、肾经（1-1、1-2 点）
- 五行相生：水、水、金

1-2-1-2 肩部、后部

（三焦经、小肠经、胆经）

- 脏腑通治：肾经、脾经、心经（1-1、1-2 点）
- 接经原则：心包经、心经、肝经（1-1、1-2 点）
- 通经原则：胆经、膀胱经、三焦经（1-1、1-2 点）
- 表里关系：肾经、脾经、肺经（1-1、1-2 点）
- 五行相生：金、火、木

1-2-2 肩胛骨

（膀胱经、小肠经）

- 脏腑通治：肺经、脾经（0-2、1-1 点）
- 接经原则：肾经、心经（0-2、1-1 点）
- 通经原则：小肠经、膀胱经（0-2、1-1 点）
- 表里关系：心包经、脾经（0-2、1-1 点）
- 五行相生：土、火

1-2-3 胸闷
（脾经）

- 接经原则：心经 3-1 点
- 通经原则：肺经 3-1 点
- 表里关系：肝经 3-1 点
- 五行相生：木

1-2-4 胃痛
（胃经）

- 脏腑通治：心包经 2-1 点
- 接经原则：脾经 2-1 点
- 通经原则：大肠经 2-1 点
- 表里关系：心经 2-1 点
- 五行相生：木
- 验方：外关、支沟、足三里

1-2-5 脊椎两侧

（膀胱经）

- 脏腑通治：肺经 2-1、2-2、3-1 点
- 接经原则：肾经 2-1、2-2、3-1 点
- 通经原则：小肠经 2-1、2-2、3-1 点
- 表里关系：心包经 2-1、2-2、3-1 点
- 五行相生：木

1-2-6 后腰

（膀胱经）

- 脏腑通治：肺经 2-1 点
- 接经原则：肾经 2-1 点
- 通经原则：小肠经 2-1 点
- 表里关系：心包经 2-1 点
- 五行相生：土

1-2-7 侧腰

（胆经）

- 脏腑通治：心经 2-1 点
- 接经原则：肝经 2-1 点
- 通经原则：三焦经 2-1 点
- 表里关系：肺经 2-1 点
- 五行相生：木

1-2-8 小腹

（胃经）

- 脏腑通治：心包经 2-2 点
- 接经原则：脾经 2-2 点
- 通经原则：大肠经 2-2 点
- 表里关系：心经 2-2 点
- 五行相生：木

1-2-9 鼠蹊

（胃经）

- 脏腑通治：心包经 0-2 点
- 接经原则：脾经 0-2 点
- 通经原则：大肠经 0-2 点
- 表里关系：心经 0-2 点
- 五行相生：木

手部

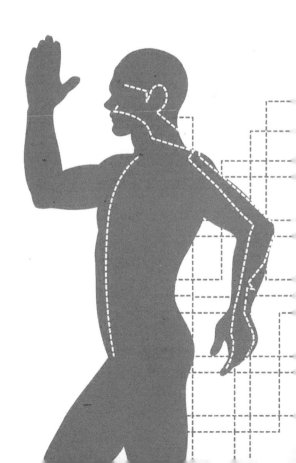

1-3-1 手指关节阴面
（肺经、心包经、心经）

· 接经原则：肝经、肾经、脾经（末梢）
· 通经原则：脾经、肝经、肾经（末梢）
· 表里关系：肝经、肾经、脾经（末梢）
· 五行相生：水、金、火

1-3-2 手指关节阳面
（大肠经、三焦经、小肠经）

· 脏腑通治：肝经、肾经、脾经（末梢）
· 接经原则：肺经、心包经、心经（末梢）
· 通经原则：胃经、胆经、膀胱经（末梢）
· 表里关系：肝经、肾经、脾经（末梢）
· 五行相生：水、金、火

1-3-3 手腕阴面

（肺经、心包经、心经）

· 接经原则：肝经、肾经、脾经（0-2、1-1 点）

· 通经原则：脾经、肝经、肾经（0-2、1-1 点）

· 表里关系：肝经、肾经、脾经（0-2、1-1 点）

· 五行相生：水、金、火

· 验方：腕骨

1-3-4 手腕阳面

（大肠经、三焦经、小肠经）

· 脏腑通治：肝经、肾经、脾经（0-2、1-1 点）

· 接经原则：肺经、心包经、心经（0-2、1-1 点）

· 通经原则：胃经、胆经、膀胱经（0-2、1-1 点）

· 表里关系：肝经、肾经、脾经（0-2、1-1 点）

· 五行相生：水、金、火

1-3-5 手肘阴面

（肺经、心包经、心经）

- 接经原则：肝经、肾经、脾经（2-1、2-2 点）
- 通经原则：脾经、肝经、肾经（2-1、2-2 点）
- 表里关系：肝经、肾经、脾经（2-1、2-2 点）
- 五行相生：水、金、火

1-3-6 手肘阳面

（大肠经、三焦经、小肠经）

- 脏腑通治：肝经、肾经、脾经（2-1、2-2 点）
- 接经原则：肺经、心包经、心经（2-1、2-2 点）
- 通经原则：胃经、胆经、膀胱经（2-1、2-2 点）
- 表里关系：肝经、肾经、脾经（2-1、2-2 点）
- 五行相生：水、金、火

1-3-7 上臂阴面

（肺经、心包经、心经）

- 接经原则：肝经、肾经、脾经（2-2、3-1点）
- 通经原则：脾经、肝经、肾经（2-2、3-1点）
- 表里关系：肝经、肾经、脾经（2-2、3-1点）
- 五行相生：水、金、火

1-3-8 上臂阳面

（大肠经、三焦经、小肠经）

- 脏腑通治：肝经、肾经、脾经（2-2、3-1点）
- 接经原则：肺经、心包经、心经（2-2、3-1点）
- 通经原则：胃经、胆经、膀胱经（2-2、3-1点）
- 表里关系：肝经、肾经、脾经（2-2、3-1点）
- 五行相生：水、金、火

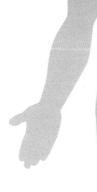

足部

1-4-1 脚趾关节阴面
（脾经、肝经、肾经）

- 接经原则：心经、肺经、心包经（末梢）
- 通经原则：肺经、心包经、心经（末梢）
- 表里关系：心包经、心经、肺经（末梢）
- 五行相生：木、土、木

1-4-2 脚趾关节阳面

（胃经、胆经、膀胱经）

· 脏腑通治：心包经、心经、肺经（末梢）

· 接经原则：脾经、肝经、肾经（末梢）

· 通经原则：大肠经、三焦经、小肠经（末梢）

· 表里关系：心经、肺经、心包经（末梢）

· 五行相生：木、木、土

1-4-3 脚跟

（肾经、膀胱经）

· 脏腑通治：肺经（0-1、0-2 点）

· 接经原则：心包经、肾经（0-1、0-2 点）

· 通经原则：心经、小肠经（0-1、0-2 点）

· 表里关系：肺经、心包经（0-1、0-2 点）

· 五行相生：土、木

1-4-4 脚踝阴面

（脾经、肝经、肾经）

- 接经原则：心经、肺经、心包经（0-2、1-1 点）
- 通经原则：肺经、心包经、心经（0-2、1-1 点）
- 表里关系：心包经、心经、肺经（0-2、1-1 点）
- 五行相生：木、土、木

1-4-5 脚踝阳面

（胃经、胆经、膀胱经）

- 脏腑通治：心包经、心经、肺经（0-2、1-1 点）
- 接经原则：脾经、肝经、肾经（0-2、1-1 点）
- 通经原则：大肠经、三焦经、小肠经（0-2、1-1 点）
- 表里关系：心经、肺经、心包经（0-2、1-1 点）
- 五行相生：木、木、土

1-4-6 小腿阴面

（脾经、肝经、肾经）

- 接经原则：心经、肺经、心包经（1-2、2-1点）
- 通经原则：肺经、心包经、心经（1-2、2-1点）
- 表里关系：心包经、心经、肺经（1-2、2-1点）
- 五行相生：木、土、木

1-4-7 小腿阳面

（胃经、胆经、膀胱经）

- 脏腑通治：心包经、心经、肺经（1-1、1-2点）
- 接经原则：脾经、肝经、肾经（1-1、1-2点）
- 通经原则：大肠经、三焦经、小肠经（1-1、1-2点）
- 表里关系：心经、肺经、心包经（1-1、1-2点）
- 五行相生：木、木、土

1-4-8 膝盖阴面

（脾经、肝经、肾经）

- 接经原则：心经、肺经、心包经（2-1、2-2 点）
- 通经原则：肺经、心包经、心经（2-1、2-2 点）
- 表里关系：心包经、心经、肺经（2-1、2-2 点）
- 五行相生：木、土、木

1-4-9 膝盖阳面

（胃经、胆经、膀胱经）

- 脏腑通治：心包经、心经、肺经（2-1、2-2 点）
- 接经原则：脾经、肝经、肾经（2-1、2-2 点）
- 通经原则：大肠经、三焦经、小肠经（2-1、2-2 点）
- 表里关系：心经、肺经、心包经（2-1、2-2 点）
- 五行相生：木、木、土

1-4-10 大腿阴面

（脾经、肝经、肾经）

· 接经原则：心经、肺经、心包经（2-2、3-1 点）

· 通经原则：肺经、心包经、心经（2-2、3-1 点）

· 表里关系：心包经、心经、肺经（2-2、3-1 点）

· 五行相生：木、土、木

1-4-11 大腿阳面

（胃经、胆经、膀胱经）

· 脏腑通治：心包经、心经、肺经（2-2、3-1 点）

· 接经原则：脾经、肝经、肾经（2-2、3-1 点）

· 通经原则：大肠经、三焦经、小肠经（2-2、3-1 点）

· 表里关系：心经、肺经、心包经（2-2、3-1 点）

· 五行相生：木、木、土

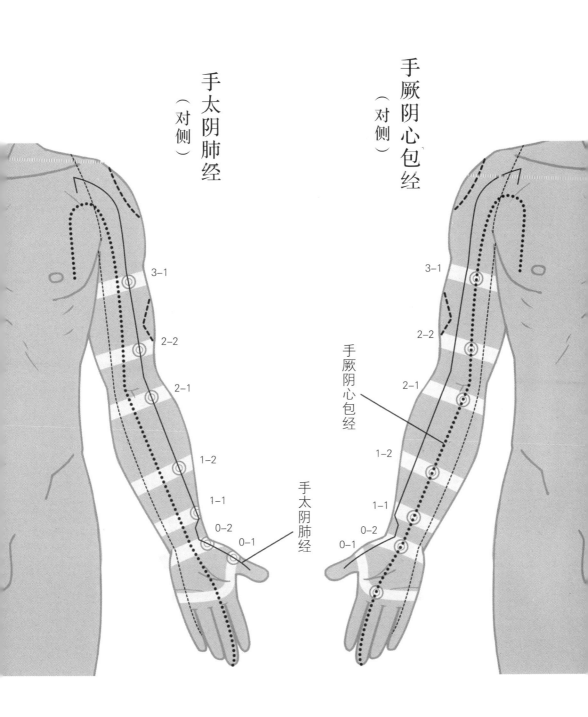

手厥阴心包经
（对侧）

手太阴肺经
（对侧）

3–1

2–2

2–1

手厥阴心包经

1–2

1–1

手太阴肺经

0–2
0–1

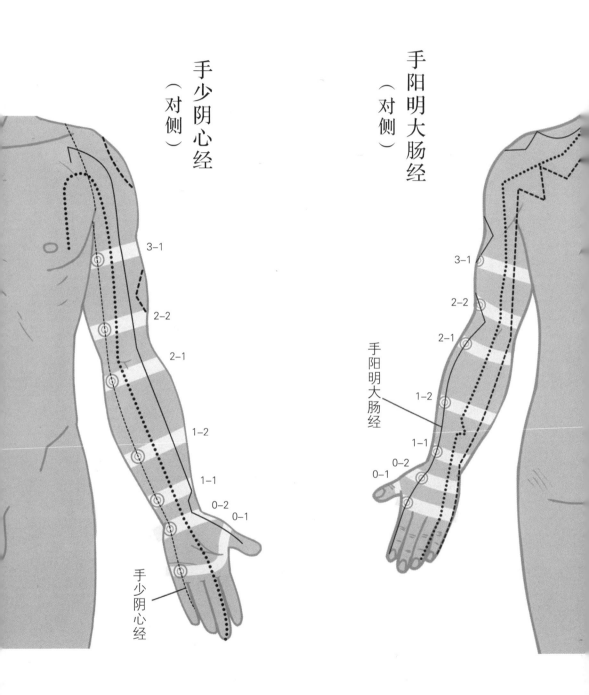

手少阴心经
（对侧）

手阳明大肠经
（对侧）

3-1

2-2

2-1

手阳明大肠经

1-2

1-1

0-2

0-1

手少阴心经

3-1

2-2

2-1

1-2

1-1

0-2

0-1

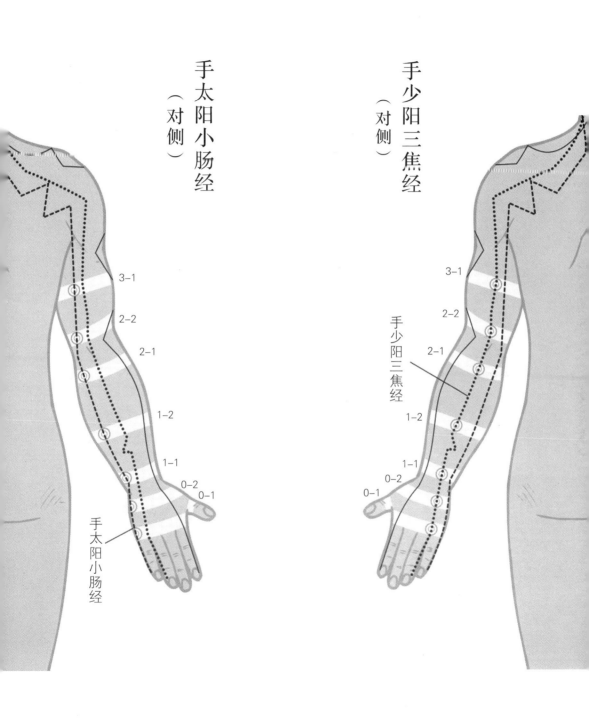

手太阳小肠经
（对侧）

手少阳三焦经
（对侧）

手太阳小肠经

手少阳三焦经

3-1

2-2

2-1

1-2

1-1

0-2
0-1

足太阴脾经（对侧）

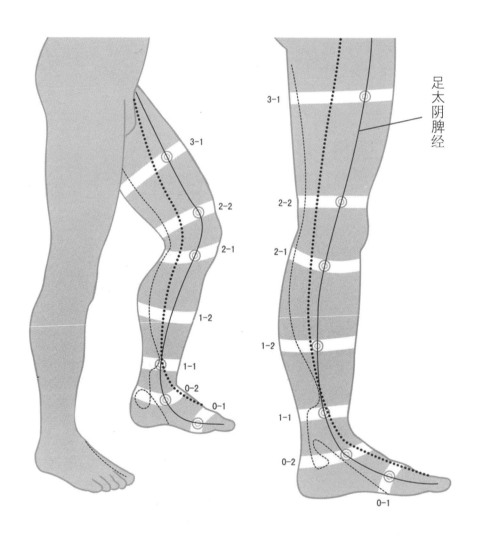

足太阴脾经

足少阴肾经（对侧）

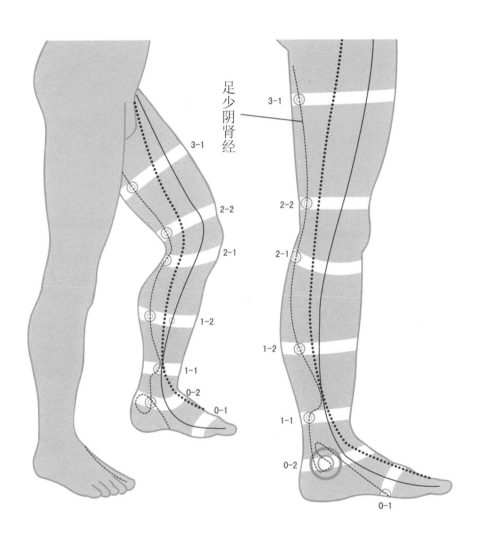

足少阴肾经

足厥阴肝经（对侧）

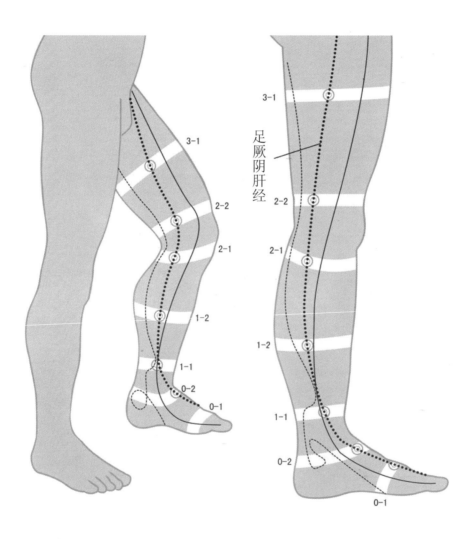

3-1

2-2

2-1

1-2

1-1

0-2

0-1

3-1

足
厥
阴
肝
经

2-2

2-1

1-2

1-1

0-2

0-1

足少阳胆经（同侧）

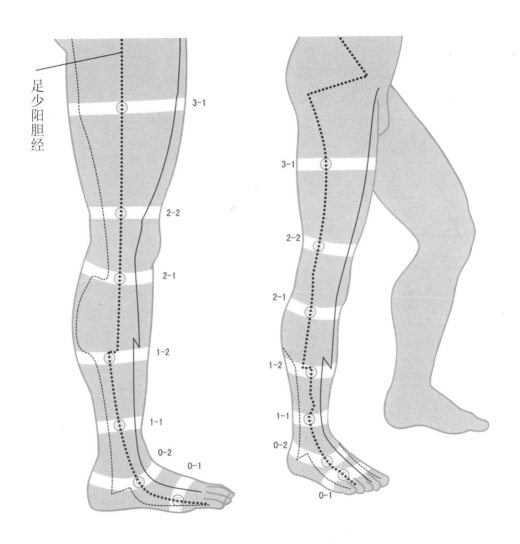

足少阳胆经

足少阳胆经（对侧）

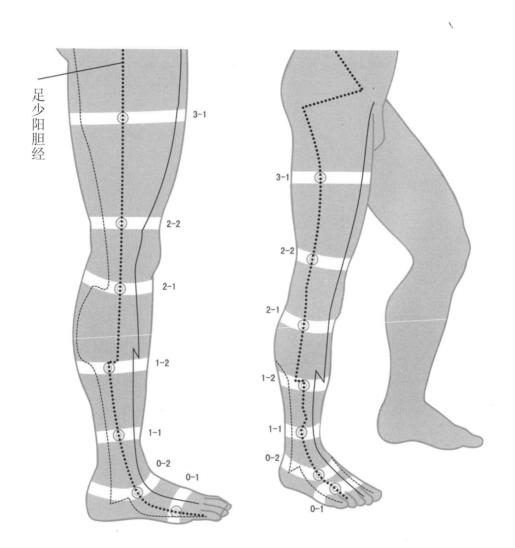

足阳明胃经（对侧）

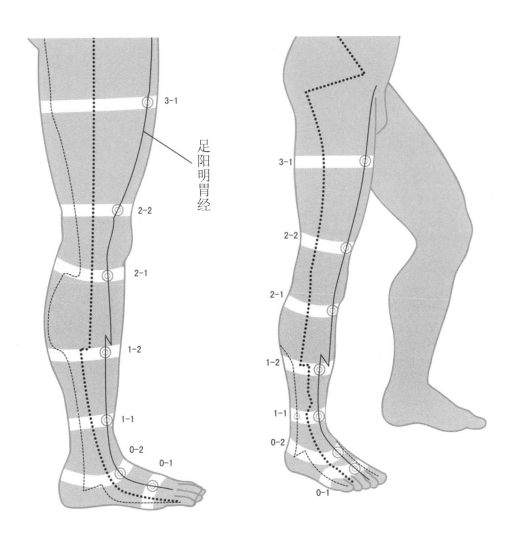

足阳明胃经

3-1

2-2

2-1

1-2

1-1

0-2
0-1

3-1

2-2

2-1

1-2

1-1

0-2

0-1

足太阳膀胱经（对侧）

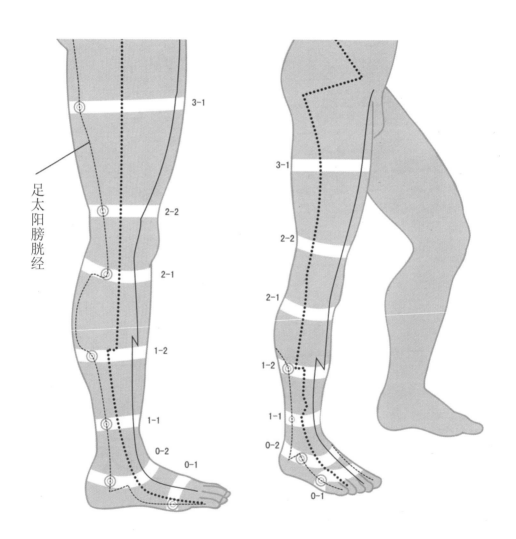

足太阳膀胱经

五行相生关系

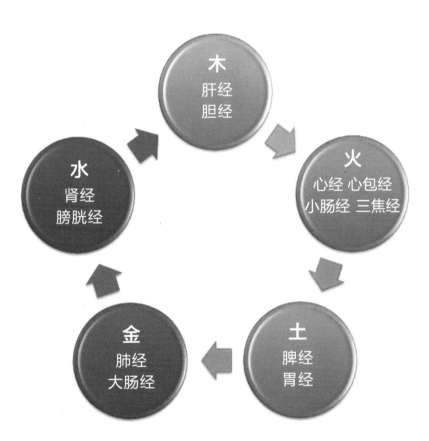

图书在版编目（CIP）数据

向止痛药说不/曹立群著.—青岛:青岛出版社，2018.12
ISBN 978-7-5552-7650-0

Ⅰ.①向… Ⅱ.①曹… Ⅲ.①疼痛—穴位疗法 Ⅳ.①R245.9

中国版本图书馆CIP数据核字（2018）第220895号

山东省版权局著作权合同登记图字：15-2017-244号

书　　名	向止痛药说不
	XIANG ZHITONGYAO SHUOBU
著　　者	曹立群
出版发行	青岛出版社
社　　址	青岛市海尔路182号（266061）
本社网址	http://www.qdpub.com
邮购电话	13335059110　0532-68068026
责任编辑	徐　瑛
特约审校	郭　勇　李　军
封面设计	刘晓艳
照　　排	青岛艺非凡文化传播有限公司
印　　刷	青岛乐喜力科技发展有限公司
出版日期	2019年1月第1版　2019年1月第1次印刷
开　　本	16开（710mm×1000mm）
印　　张	9
字　　数	100千
图　　数	172
印　　数	1-5100
书　　号	ISBN 978-7-5552-7650-0
定　　价	32.00元

编校质量、盗版监督服务电话　4006532017　0532-68068638